L'ART DE L'EMBAUMEMENT

une introduction à la thanatopraxie

Eric Bourgeois

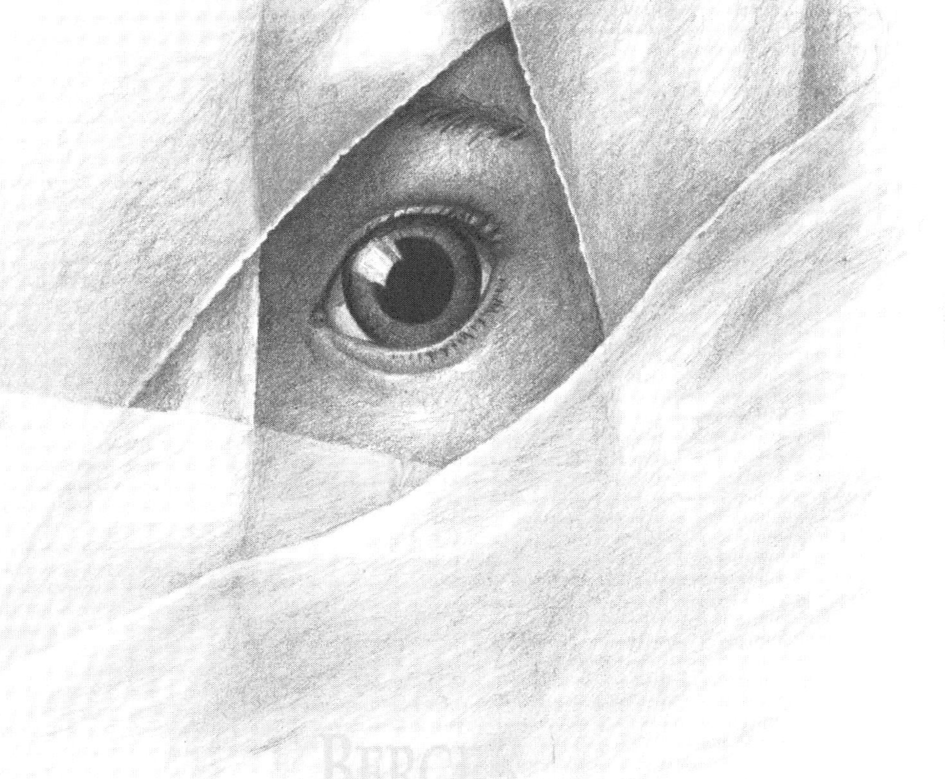

Données de catalogage avant publication disponibles à Bibliothèque et Archives nationales du Québec et Bibliothèque et Archives Canada

Pour nos activités d'édition, nous recevons l'aide financière du gouvernement du Québec (Programme d'aide aux entreprises du livre —Programme de crédit d'impôt pour l'édition de livre — Gestion SODEC) et du gouvernement du Canada (Fonds du livre du Canada).

L'art de l'embaumement : une introduction à la thanatopraxie

Illustrations techniques : Johanne Drapeau
Révision d'épreuves : Richard Lavallée
Couverture : Pierre Desbiens, Desgraphes

info@editionsberger.com • www.editionsberger.com

Dépôts légaux : 2002
Bibliothèque et Archives nationales du Québec et Bibliothèque et Archives Canada
Bibliothèque nationale de France et Ministère de l'Intérieur de France

ISBN Papier 978-2-92141-619-1
ISBN PDF 978-2-92378-609-4
ISBN ePUB 978-2-89678-020-4

Distribution

Canada : Prologue, 1650, boulevard Lionel-Bertrand, Boisbriand (Québec) Canada J7H 1N7
(450) 434-0306 • (800) 363-2864 • www.prologue.ca

Europe : Distribution du Nouveau Monde, Librairie du Québec, 30, rue Gay Lussac, F-75005 Paris, France • 33 (0)1 43 54 49 02 • www.librairieduquebec.fr

Imprimé au Canada
10 11 12 13 GAUVIN 2025 2024 2023 2022

Ce livre est dédié à mon père,
à son courage et à son intégrité

TABLE DES MATIÈRES

REMERCIEMENTS

L'écriture d'un livre est une entreprise longue et parfois difficile. Heureusement, il y a ces personnes qui vous soutiennent moralement, qui vous encouragent à continuer dans les moments sombres. Il y en a aussi qui apportent des commentaires constructifs, des idées et des suggestions. Enfin, il y a celles qui, sans le savoir, contribuent à l'oeuvre, simplement par leur bonne humeur, leur professionnalisme ou encore leur énergie. Ce sont ces personnes qui font la différence.

Il y a tout d'abord ma femme Julie et mes deux filles, Camille et Mathilde. Sans leur amour et leur grande patience, jamais je n'aurais terminé ce livre. J'aimerais aussi remercier Gilles Rajotte, Nicole Rajotte, Charles E. Rajotte, Philippe Rajotte, Lyne Ruel, Pierre Chamberland du Complexe funéraire Charles E. Rajotte inc. Merci aussi à Julien Clément et Nathalie Turcotte, de merveilleux professionnels qui m'ont soutenu depuis mes tout débuts dans l'industrie funéraire. Un gros merci aussi aux stagiaires avec qui j'ai eu le plaisir de travailler pendant que j'écrivais ce livre et qui, par leur énergie, m'ont donné envie de continuer. Ces personnes sont Audrey Turgeon, Isabelle Lavoie et Julie Ducharme. Merci aussi à Liliane Bougie, pour ses encouragements, son talent et sa débrouillardise ; sans elle, rien n'aurait été pareil.

Un merci tout spécial à Didier Lamendin, thanatopracteur français diplômé, et à Michel Kawnick, fondateur de l'AFIF, qui ont grandement facilité nos recherches sur la thanatopraxie en France ou fait part de leurs estimations quand les données manquaient.

INTRODUCTION

Tous les thanatologues du monde ont un point en commun : ils se font constamment poser les mêmes éternelles questions ! Que ce soit lors de réunions de familles, de sorties ou de rencontres sociales, il suffit de dire que le métier que l'on pratique est celui d'embaumeur pour qu'aussitôt les questions et commentaires fusent de toutes parts ! La fascination qu'exerce notre profession semble intarissable. Plusieurs se demandent comment est-il Dieu possible que des gens choisissent délibérément de pratiquer ce métier. La mort fait partie des grandes questions de l'humanité et de ses peurs les plus tenaces ; aussi apparaît-il incompréhensible que des gens se soient familiarisés avec elle au point de la côtoyer tous les jours. D'autres ont des interrogations quant à la manière dont on pratique un embaumement, ce qu'on désigne désormais du nom de thanatopraxie (du nom grec *Thanatos*, dieu de la mort, et du verbe *praxein*, traiter) et qui est également désigné par l'expression soins de conservation en Europe. Certains remettent vivement en question l'utilité de cette pratique. Et s'il se trouve des gens qui n'ont ni questions ni commentaires, à coup sûr ils prêteront une oreille fort attentive à nos propos.

Cette curiosité du public face à notre profession est cependant bien légitime. Tout d'abord parce que, il faut bien l'admettre, notre profession se pratique dans l'ombre. Depuis une centaine d'années, avec l'industrialisation et l'accélération de tous les secteurs d'activités, la mort s'est graduellement éloignée du quotidien des familles. Les rituels de la mort se sont professionnalisés ; même la toilette du défunt est confiée aux entreprises funéraires. Les rites sociaux associés au deuil ont été réduits à leur plus simple expression, surtout avec la montée de l'incinération comme mode de disposition des corps. Les proches ne veillent plus leurs mourants ni leur dépouille, ils ne marchent plus derrière le corbillard dans un cortège où ils peuvent exprimer publiquement leurs émotions. Dans nos sociétés modernes, ne subsiste plus que le rite de l'exposition où les proches peuvent recevoir les condoléances de leur entourage, encore qu'il est d'une durée de plus en plus courte, quand il n'est pas absent. Aussi n'est-il pas étonnant que le thanatopracteur soit l'objet de tant d'intérêt : son travail se situe justement au cœur du rite de l'exposition des défunts dans une société où la mort est généralement occultée, voire niée, et c'est sur lui que se reposent de plus en plus les familles pour jouer le rôle qu'elles jouaient traditionnellement.

La deuxième raison de cette curiosité vient de ce qu'il existe fort peu de documents destinés à informer le commun des gens sur les méthodes employées dans les complexes funéraires. On trouvera bien sur Internet quelques sites traitant de la profession et de la sociologie de la mort ainsi que plusieurs suggestions de livres, mais aucun qui montre la procédure de l'embaumement tout en la simplifiant. Aucun non plus qui ne soit pas d'un groupe d'intérêt, d'une entreprise ou d'un fabricant de produits funéraires. Ce manque d'information conduit inévitablement à laisser libre cours à l'imagination collective ! Il laisse également le champ libre aux fausses conceptions et aux rumeurs saugrenues.

C'est dans le but précis de donner au public et aux futurs thanatopracteurs un outil d'information concis et clair quant à la façon dont on pratique la thanatopraxie en Amérique et en Europe que ce livre a été écrit. Afin de permettre au lecteur de comprendre chacune des étapes d'un embaumement moderne, toute la procédure est décrite dans l'ordre d'exécution habituelle. Les illustrations sont là pour soutenir la compréhension des aspects les plus importants de la thanatopraxie, puisque rares sont les personnes ou les élèves qui ont pu assister à un embaumement ou même seulement visiter des lieux où il se pratique.

Bien que tous les efforts aient été faits pour rendre avec justesse la pratique de la thanatopraxie, il est évident qu'il a été nécessaire de simplifier les choses. D'abord, pour éviter de noyer le lecteur dans une foule de détails qui n'auraient qu'alourdi le texte, sans pour cela permettre de comprendre davantage. Ensuite, pour ne pas brusquer des sensibilités : il ne s'agit pas ici de tomber dans le voyeurisme, mais d'éclairer le sujet avec tact et bon goût.

Enfin, puisque le but de cet ouvrage est de permettre au plus grand nombre de comprendre en quoi consiste le travail du thanatopracteur, il aurait été inconsistant de donner des explications qui nécessitent des compétences poussées en pathologie, en anatomie ou en microbiologie. Nous avons choisi de donner suffisamment de détails pour que chacun se fasse une idée précise de ce qu'est la thanatopraxie, sans pour cela censurer l'essentiel. Il faut seulement garder à l'esprit que, là où une technique est décrite pour effectuer une tâche particulière, il en existe souvent plusieurs autres qui permettent d'arriver au même résultat. De même, les problèmes particuliers que rencontrent les thanatopracteurs dans leur travail sont infiniment plus nombreux et plus complexes que ceux décrits dans cet ouvrage. En fait, chaque cas est particulier, car l'enjeu varie avec l'âge du défunt, la cause du décès et l'état dans lequel se trouve la dépouille à son arrivée chez le thanatopracteur.

Si le thanatopracteur est souvent questionné sur la nature de ses tâches, on est habituellement moins curieux de savoir pourquoi se pratique la thanatopraxie, et comment a pris naissance et évolué cette idée de préserver les morts. On aurait pu dans ce livre se borner à la description d'une thanatopraxie moderne, mais il semblait nécessaire de relater les efforts réalisés par de grandes civilisations pour préserver leurs morts. Sans donner un cours d'histoire funéraire complet, ni même exhaustif, on décrira suffisamment les techniques utilisées aux différentes époques pour démontrer les progrès scientifiques et technologiques réalisés. De la même manière, omettre de discuter les raisons pour lesquelles on traite les personnes décédées avant qu'elles ne soient exposées reviendrait à ne pas expliquer l'essence même de cette pratique, sa raison d'être la plus profonde. On consacre donc les deux premiers chapitres aux origines de la thanatopraxie et à ses rôles dans nos sociétés.

Évidemment, on peut lire ce livre avec l'œil froid du scientifique, car il est vrai que la thanatopraxie est constituée de connaissances et de compétences scientifiques empruntées à plusieurs disciplines. On peut aussi traverser cet ouvrage par simple curiosité, parce que la mort — et tout ce qui s'y rattache — fascine par son mystère et sa toute-puissance. Une plus grande ouverture d'esprit permettra toutefois de saisir l'essentiel, à savoir qu'au-delà des techniques, de la théorie et de l'instrumentation du thanatologue, il y a une famille qui vient de vivre peut-être un des moments les plus douloureux de son existence ; il y a une famille qui, selon ses croyances et selon les circonstances de la vie et de la mort du défunt, vit tantôt un état de choc, tantôt un grand chagrin, tantôt un soulagement, tantôt de la colère, tantôt des regrets, tantôt de la confusion ; il y a une famille qui compte sur le thanatopracteur pour l'accompagner et la guider dans ces moments difficiles.

Être thanatologue signifie d'abord et avant tout se mettre au service de ses semblables. Cela suppose souvent de travailler les jours de fête, les fins de semaine, le soir et parfois même la nuit. Cela suppose également de s'oublier soi-même pour faire un bout de chemin avec des personnes qui vivent une terrible épreuve. Les professionnels du funéraire doivent être à l'écoute des besoins des autres et savoir parfois mettre leur propre vie entre parenthèses pour permettre aux autres d'alléger leur fardeau. En somme, c'est par souci de servir son prochain que l'on doit choisir de devenir thanatologue, car ce qui motive profondément à côtoyer quotidiennement toutes les formes de la mort, c'est avant tout le goût de consacrer son talent à rendre le deuil des vivants moins traumatisant, plus acceptable. Une personne qui déciderait de se lancer dans la carrière funéraire par goût du morbide ou pour toute autre raison que celle d'aider les autres risquerait de trouver cette vocation bien ingrate. Par contre, la profession de thanatologue promet de grandes récompenses à ceux qui s'y donnent à fond et avec cœur. La récompense ultime : la conviction de contribuer à redonner aux gens en deuil une attitude plus positive face à la vie.

Depuis des siècles, le travail acharné des médecins et des chercheurs a permis une augmentation sensible de l'espérance et de la qualité de la vie. Même de nos jours, on continue de faire reculer toujours un peu plus cette mort que nous combattons comme un ennemi à vaincre à tout prix. C'est avec admiration et gratitude que l'on regarde les professionnels du corps médical, ces hommes et ces femmes qui ne cessent de se dévouer pour que nous puissions vivre plus longtemps et en meilleure santé. Bien qu'ils gagnent leur vie en soignant les malades, personne ne songerait à les accuser d'aimer la maladie ou pire, à souhaiter que leurs patients contractent des maladies. Ils nous donnent habituellement des conseils qui nous permettront d'améliorer notre état de santé et, par le fait même, d'avoir le moins besoin possible de leurs services ! Il en va de même pour les professionnels du monde funéraire. S'ils gagnent leur vie en planifiant et en organisant les funérailles des défunts, cela ne signifie pas qu'ils souhaitent aux gens de mourir !

La mort, comme la maladie, est une réalité avec laquelle nous devons tous apprendre à composer. Tout comme chacun est reconnaissant de pouvoir compter sur la médecine lorsque la maladie frappe, il est heureux de pouvoir compter sur des professionnels avisés quand survient le décès d'un proche. Après tout, la mort sera toujours parmi nous et l'expérience humaine suppose de vivre, de connaître le deuil et aussi de mourir.

Par-dessus tout, il faut retenir que la thanatopraxie, comme tous les rites funéraires, est une pratique au service de ceux qui vivent le deuil. La profession de thanatologue en est une de service, de don de soi-même et de conseiller auprès de ses frères affligés. Le thanatologue devrait toujours faire œuvre de compassion. Voilà l'essentiel de ce livre.

L'HISTOIRE DE L'EMBAUMEMENT

1

S'il existe un art en ce monde qui soit ancien et dont l'histoire soit riche, c'est bien celui de l'embaumement. Depuis des millénaires, l'homme tente pour différentes raisons de préserver le corps humain de la décomposition et cherche continuellement à mettre de l'avant de nouvelles techniques de préservation des défunts et à les perfectionner. Il va de soi que la thanatopraxie qui se pratique de nos jours dans les différents complexes funéraires ne ressemble en rien à celle pratiquée par les embaumeurs de Ramses II ! Cependant, elle en est une descendante éloignée dans ses principes à défaut de l'être au niveau de ses objectifs. En effet, c'est pour garantir aux âmes parties dans l'au-delà une demeure habitable à leur retour que le peuple égyptien procédait à l'embaumement de ses morts ; l'apparence du défunt après l'embaumement n'avait que peu d'importance. Aujourd'hui, en Occident, l'apparence du défunt est de la toute première importance étant donné son rôle dans le processus de deuil. Autrement dit, de pratique religieuse au service des morts dans leur après-vie, la thanatopraxie a progressivement évolué jusqu'à devenir un art et une science au service des vivants.

Au-delà de leurs différences, la momification ancienne et la thanatopraxie moderne démontrent toutes deux une révérence sacrée vis-à-vis les défunts. On peut en déduire qu'une collectivité qui porte un respect envers ses disparus au point d'investir autant d'efforts et d'énergie à préparer des rites funéraires complexes est une société résolument humaniste, une société qui reconnaît à l'homme une grandeur et une dignité toutes spéciales. Aussi est-il intéressant de découvrir comment les rites funéraires ont varié dans le temps et dans l'espace selon les croyances, les peuples et le statut social.

MOMIES NATURELLES ET ARTIFICIELLES

Il arrive fréquemment que l'on découvre des momies dites naturelles, et ce, partout dans le monde, si bien que des chercheurs y ont consacré toute leur vie. Ces momies sont le fruit de coïncidences géographiques, géologiques et climatiques. Elles sont découvertes dans d'anciens marais argileux où l'oxygène n'a pu pénétrer, dans des sols secs et sablonneux où la dessiccation a pu se faire rapidement ou encore dans des glaciers où le froid a servi d'agent de conservation. Ce n'est toutefois pas notre propos. Nous nous intéressons plutôt aux méthodes spécifiquement développées par certaines civilisations pour reproduire artificiellement ces résultats.

Les plus vieilles sépultures remontent à environ 50 000 ans avant Jésus-Christ. On plaçait le corps dans une fosse peu profonde, parfois dans une position particulière reliée aux croyances religieuses, on disposait bijoux, armes et autres objets personnels dans la fosse et on la recouvrait d'une pierre assez lourde pour protéger la sépulture. Dans les pays où les conditions adéquates étaient réunies, le corps pouvait se momifier naturellement de façon fortuite. On croit généralement que ce type de sépulture a été maintenu en Égypte jusqu'à ce qu'on cherche une manière de protéger les sépultures contre le pillage et les bêtes sauvages, soit vers 6000 ans avant J.-C.

Chez plusieurs peuples anciens du centre et du sud de l'Amérique, tels les Incas, et partout ailleurs dans le monde, on momifiait aussi les morts dans le cadre de rites religieux. Même les tribus sud-américaines qui s'adonnaient à la réduction des têtes de leurs ennemis ont développé des façons de faire qui s'apparentent à l'embaumement et même à la restauration. Mais ces peuples n'ont pas laissé de traces écrites quant aux méthodes, substances et herbages qu'ils utilisaient pour obtenir une préservation des tissus humains.

C'est pourquoi l'histoire de la thanatopraxie débute généralement avec les rites de momification égyptiens sur lesquels existe une bonne documentation écrite, encore que certaines techniques font, même de nos jours, l'objet de nouvelles hypothèses de la part des chercheurs (par exemple, la manière de vider la cavité crânienne). Ce ne sera que beaucoup plus tard, en Europe, que la thanatopraxie effectuera un autre pas important. Des scientifiques éprouveront le besoin de conserver les corps qu'ils étudient afin de faire avancer la recherche, notamment la recherche médicale. Ici encore, l'apparence importait peu. Enfin — et bien que ce soit à un Français, Jean-Nicolas Gannal, que revient la découverte des principes qui fondent la thanatopraxie moderne (1835) —, ce n'est qu'après la Guerre de Sécession américaine (1861-1865) que la pratique de la thanatopraxie connut un second souffle et évolua pour finalement devenir cet art et cette science que l'on pratique aujourd'hui.

C'est ainsi qu'on reconnaît trois grandes périodes historiques dans la pratique de l'embaumement. La première, la période égyptienne, prend naissance vers l'an 6000 avant Jésus-Christ et prend fin vers l'an 600 de notre ère, à la fin de l'Empire romain (l'an 650, selon certains auteurs). La deuxième, la période des anatomistes ou période médiévale, correspond au renouveau de l'embaumement dont l'Europe est le théâtre ; cette résurgence s'étend de l'an 600 à l'an 1850 et se distingue par le fait que les embaumements sont alors pratiqués à des fins de recherche. Enfin, il y a la période moderne qui chevauche les trois derniers siècles, de 1850 à aujourd'hui, et qui voit véritablement naître les rôles, principes et techniques de la thanatopraxie tels qu'ils existent aujourd'hui.

PÉRIODE ÉGYPTIENNE

On estime que les Égyptiens croyaient en l'immortalité de l'âme. Pour eux, l'âme d'une personne décédée quittait le corps et, après une absence de 3000 ans, regagnait son ancienne demeure charnelle, à la condition bien sûr que ladite demeure soit encore en état de la recevoir. On croyait donc que le défunt, après que son âme eut regagné son corps, allait ressusciter des morts et irait résider avec les dieux. On comprend facilement pourquoi les Égyptiens ont mis tant d'efforts à développer des techniques de préservation si évoluées et si efficaces. Puisque le salut des âmes en dépendait, l'affaire n'était pas prise à la légère ! Certains auteurs vont jusqu'à dire que les Égyptiens considéraient comme tellement grande l'importance de l'embaumement, que de passer par les mains des embaumeurs de l'époque n'était même pas affaire de choix. Les lois religieuses de l'Égypte auraient obligé quiconque à être embaumé après son décès. Et cette loi s'appliquait tant aux fortunés, aux étrangers qu'aux esclaves. Évidemment, les riches n'étaient pas embaumés de la même manière que les gens issus de la couche la plus pauvre de la société. Comme nous le verrons, la qualité de l'embaumement pratiquée sur un défunt était fonction de son rang social.

Certaines momies égyptiennes peuvent être encore admirées aujourd'hui, après des milliers d'années. Comment les Égyptiens en sont-ils arrivés à développer des méthodes aussi efficaces pour préserver leurs morts ? Les spécialistes mettent de l'avant plusieurs hypothèses. En premier lieu, on croit que le climat chaud et sec de l'Égypte a grandement favorisé l'émergence de cet art ancien. On l'a vu, un tel climat peut suffire à lui seul à produire des momies naturelles : sur une longue période, la chaleur et la sécheresse stoppent la décomposition, déshydratent les tissus et les momifient. En effet, la décomposition résulte de la prolifération des bactéries dans le corps humain après la mort, et deux conditions sont essentielles à cette prolifération : de l'eau en quantité suffisante et une température favorable. Or, l'air sec d'Égypte favorise justement une évaporation rapide de l'eau contenue dans le corps en même temps que sa température est trop chaude pour stimuler la multiplication des microorganismes.

Une autre hypothèse suppose que les Égyptiens auraient appliqué aux hommes des méthodes de conservation qui servaient à la base à conserver la nourriture. Les Égyptiens s'approvisionnaient en nourriture en partie grâce à la chasse et à la pêche. Ils devaient donc appliquer certaines méthodes de conservation aux aliments, car tout comme les tissus humains, la chair animale peut se décomposer et devenir impropre à la consommation. Les pêcheurs et les chasseurs savaient comment s'y prendre pour éviscérer une proie, la saigner puis la saler, la fumer ou simplement la sécher au soleil. Évidemment, avec un peu d'imagination, ces procédés de conservation pouvaient être adaptés et raffinés pour être ensuite utilisés sur les êtres humains aux différentes époques de l'empire égyptien, avec quelques variations quant à la façon de mener à bien la préparation des personnes décédées. Plusieurs historiens égyptiens ont laissé des écrits décrivant la manière dont on embaumait les morts, mais ces récits n'ont pas la même crédibilité aux yeux des spécialistes d'aujourd'hui. Pour expliquer comment les Égyptiens embaumaient leurs morts, on s'appuie généralement sur un texte d'Hérodote, un historien grec ayant vécu vers l'an 484 avant notre ère et dont le récit est considéré comme l'un des plus fiables. Nous ferons de même. Sans nous lancer dans une traduction littérale du récit d'Hérodote, nous pouvons cependant en dégager les grandes lignes. Selon ses observations, l'embaumement se pratiquait en quatre étapes : l'ablation du cerveau, l'éviscération, le traitement au natron et la préparation finale.

Ablation du cerveau

Lorsque les embaumeurs égyptiens recevaient le corps d'un défunt, ils commençaient par le laver avec du vin de palme parfumé et de l'eau du Nil et procédaient aussitôt à l'ablation du cerveau (figure 1.1). En insérant un crochet

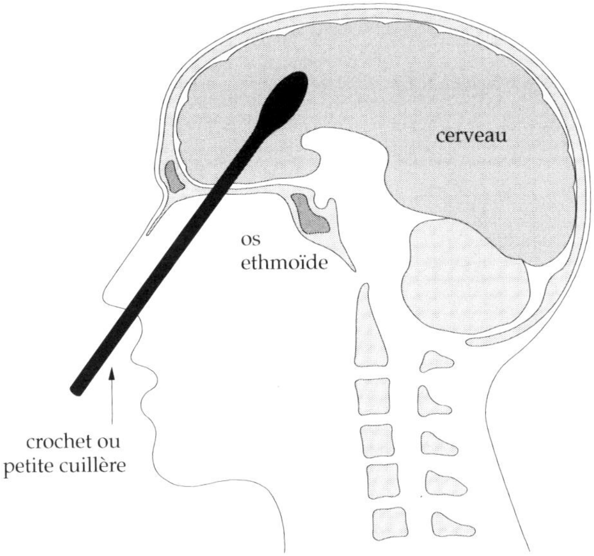

FIGURE 1.1
Méthode égyptienne pour extraire le cerveau

ou une petite cuillère dans les narines du défunt, ils perforaient l'os ethmoïde et retiraient le plus de matière cérébrale possible. Il arrivait également que le cerveau soit enlevé via une perforation dans les orbites des yeux. Une hypothèse récente voudrait qu'on le liquéfiait en agitant le crochet ou la cuillère pour ensuite le laisser ensuite s'écouler par le nez. Quoi qu'il en soit, après que le cerveau ait été enlevé, on passait à l'éviscération.

Éviscération

L'étape suivante dans la préparation du corps était l'éviscération, ou ablation de tous les organes contenus dans le thorax, l'abdomen et la cavité pelvienne, exception faite du cœur et des reins. Le cœur était laissé en place parce qu'on le considérait comme le siège de l'intelligence et des émotions, ce dont le défunt aurait besoin dans l'après-vie.

Pour éviscérer, les embaumeurs égyptiens pratiquaient une incision au niveau de l'abdomen. L'endroit où l'on pratiquait l'incision variait en fonction de l'époque de l'empire égyptien durant laquelle avait lieu l'embaumement. Par exemple, sur les momies les plus anciennes, l'incision était habituellement pratiquée du côté gauche, d'un point partant de la crête iliaque antéro-supérieure allant jusqu'à la bordure inférieure des côtes. Par la suite, les incisions deviennent plus obliques, s'étendant de la crête iliaque vers l'os pubien. Enfin, on trouve également une troisième variante de l'incision, qui part du milieu de l'os pubien et se rend jusqu'au nombril (figure 1.2).

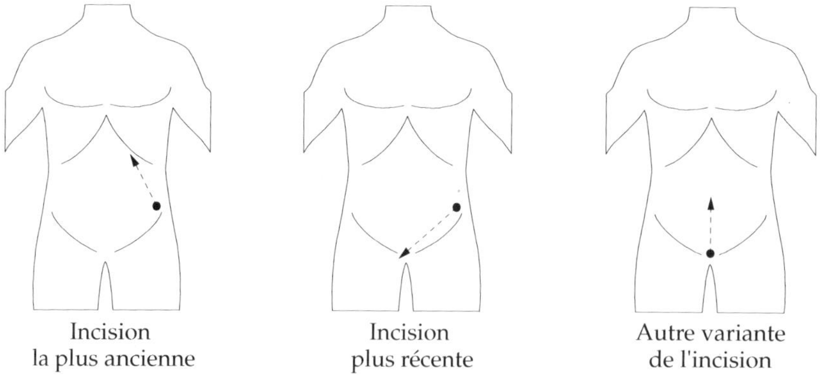

FIGURE 1.2
Trois sites d'incision utilisés dans l'empire égyptien en vue de l'éviscération

Les quatre organes internes enlevés lors de l'éviscération (foie, poumons, estomac, intestins) étaient ensuite lavés et immergés dans du vin de palme ou enveloppés dans du natron. Dans l'ancien empire, ils étaient placés dans quatre urnes ou vases canopes à l'effigie d'un dieu égyptien spécifique à chaque organe. Ces urnes accompagnaient la dépouille dans le tombeau.

Traitement au natron

Ancien nom du sodium, le natron est un carbonate de sodium hydraté naturel que l'on trouve dans les lacs asséchés du désert. C'est dans cette substance qu'on immergeait et dont on remplissait la dépouille mortelle après l'avoir éviscérée. Cependant, à cause de ses effets corrosifs, les embaumeurs égyptiens en sont venus à attacher les ongles du défunt à ses doigts avec des fils d'or ou de cuivre pour éviter qu'ils ne tombent. La fixation des ongles était obligatoire.

Après une période d'environ 40 jours, le corps de la personne décédée était retiré du natron, lavé de nouveau à l'eau claire, puis séché au soleil.

Bien que le récit d'Hérodote fasse état d'une immersion du corps dans une solution d'eau dans laquelle on diluait du natron, des recherches scientifiques plus récentes démontrent qu'il est à peu près impossible de prévenir la décomposition d'un corps seulement en le faisant tremper dans une telle solution. Par contre, on peut déshydrater un corps, et par le fait même le conserver, en le recouvrant de natron pur.

Préparation finale

La préparation finale du corps consistait à l'enduire d'huiles pour aider la peau à rester élastique. On emplissait ensuite le crâne de bandages saturés de résines par la même ouverture pratiquée dans l'os ethmoïde pour extraire le cerveau. Puis on remplissait les cavités du défunt avec des matériaux secs, telles la paille et la sciure de bois, et des bandages de lin saturés de résine ou de mousse de lichen pour tenter de lui redonner le plus possible les volumes qui lui conféraient l'apparence de la vie. L'incision pratiquée lors de l'éviscération était alors suturée ou collée. Puis, on recouvrait cette incision d'une plaque de cire ou de métal portant la mention Osiris, dieu de la mort. Au Nouvel-Empire, on a commencé à replacer les organes à l'intérieur du corps avec les autres matériaux, et les vases ayant contenu les viscères ont continué d'être enterrés avec le corps.

On terminait la préparation du corps en l'enduisant soit de résines, soit d'un mélange de résines et d'huiles parfumées, avant de l'enrubanner de lin. L'enrubannage se déroulait selon un rituel spécifique : on commençait par la tête et le cou, on enveloppait ensuite chaque doigt et chaque orteil séparément, puis les bras et les jambes séparément. On attachait les bras ensemble et on plaçait un rouleau de papyrus contenant des incantations du *Livre des morts* entre les mains du défunt. Enfin, on attachait des objets de valeur aux bandages, on enveloppait le tout d'un drap et on plaçait le corps dans un premier puis un second sarcophage de bois ou de pierre. Les funérailles pouvaient finalement avoir lieu, suivies de la cérémonie de l'ouverture de la bouche permettant au défunt de manger et de boire à nouveau.

La procédure complète durait 70 jours et résultait en une excellente conservation. Comme on peut s'y attendre, ce rituel élaboré était réservé aux pharaons et aux riches dignitaires de la société égyptienne. Il existait en fait deux autres variantes du traitement, l'une pour la classe moyenne et l'autre pour les pauvres. L'embaumement réservé à la classe moyenne consistait à injecter de l'huile de cèdre dans l'abdomen du défunt, puis à l'immerger dans du natron pendant environ 70 jours. À la fin de la période d'immersion, on évacuait l'huile de cèdre, et, avec elle, les organes internes qu'elle avait dissous. La dépouille mortelle était ensuite lavée et séchée, avant d'être retournée aux survivants sans autre traitement. Dans le rituel réservé aux pauvres, on se bornait à immerger les corps dans du natron, sans prendre aucune précaution pour éviter que l'action corrosive de ce sel n'entraîne la chute des ongles et des cheveux.

PÉRIODE DES ANATOMISTES

Pendant tout le Moyen-Âge et jusqu'en 1850, c'est à des fins scientifiques que l'on commença à se réintéresser à la préservation des corps. C'est la période dite des anatomistes. Ce n'est pas un hasard que ce soit à cette époque qu'apparurent les premiers médecins à l'esprit scientifique. Puisque l'on commençait à s'interroger sur la façon dont fonctionnait le corps humain, il était logique d'entreprendre des dissections. Les hommes de science de l'époque commencèrent donc à pratiquer des autopsies sur des cadavres afin de pouvoir un jour combattre plus efficacement la maladie. Bien entendu, les moyens de réfrigération étaient alors rudimentaires et il fallait développer des méthodes permettant de préserver les sujets afin de pouvoir les étudier. C'est ainsi qu'au cours de la période médiévale, beaucoup de scientifiques, principalement des membres du corps médical, contribuèrent à l'avancement de la science de la préservation des corps. Nous ne mentionnerons toutefois que ceux qui lui firent faire des pas de géants. Puisque notre objectif est de démontrer les origines de la thanatopraxie telle qu'elle est pratiquée de nos jours, il ne sera ici question que des découvertes l'ayant mené à sa maturité finale.

C'est au XVIIe siècle que les scientifiques firent les découvertes qui allaient aboutir à la naissance de la thanatopraxie moderne. Vers l'an 1616, un médecin anglais du nom de William Harvey découvrit l'existence de la circulation sanguine. Par la suite, Marcello Malpighi fit la découverte des capillaires sanguins. Malpighi, un physiologiste italien qui vécut de 1628 à 1694, fut l'un des premiers à utiliser un microscope pour étudier les tissus d'origine animale. Enfin, c'est en 1683 qu'Anthony Vanleeuwenhœk découvrit l'existence des bactéries, microorganismes responsables de la décomposition des matières organiques et de bien des maladies. C'est d'ailleurs à lui que l'on doit aussi l'invention du microscope.

Léonard de Vinci, visionnaire, ingénieur, peintre et scientifique peint durant sa vie un nombre incalculable de planches anatomiques humaines. Pour cela, il dut procéder à des dissections et, par le fait même, embaumer ses sujets d'étude d'une manière ou d'une autre. Bien qu'il soit possible qu'il ait préservé ses sujets de dissection au moyen de l'injection de fluides préservatifs, c'est à un Hollandais que l'on impute la découverte de ce procédé : le docteur Frederick Ruysch. Professeur d'anatomie à Amsterdam au début du XVIIIe siècle, il aurait été le premier à pratiquer cette façon d'embaumer les corps, inspiré en cela par un confrère, Jan Swammerdam.

Swammerdam avait étudié en médecine et se vouait à l'étude des insectes. Il avait développé une méthode de préservation de ses spécimens d'étude qui consistait à injecter divers produits à l'aide de minuscules canules. Il utilisait un microscope pour parvenir à ses fins. Ruysh étudia la méthode de Swammerdam et l'appliqua aux cadavres humains. Sa méthode de conservation consistait à injecter des fluides préservatifs et à retirer les organes du thorax et de l'abdomen. Après avoir fait macérer ces viscères dans des spiritueux, il les replaçait à l'intérieur du corps de la dépouille. Il semblerait que les spécimens qu'il traitait ainsi conservaient leur apparence naturelle et demeuraient dans un état de conservation remarquable. C'est un fait regrettable que Ruysch n'ait pas laissé d'écrits faisant état des produits chimiques qu'il utilisait pour son injection artérielle. Ce secret, il l'emporta dans sa tombe.

Si la découverte de l'injection artérielle fut créditée à Ruysch, c'est cependant au docteur William Hunter que revient la gloire d'avoir laissé la première description détaillée et complète des méthodes qu'il utilisait. Anatomiste tout comme Ruysch, Hunter vécut en Écosse de 1718 à 1783. Les produits chimiques qu'il employait lors de l'injection artérielle étaient principalement de l'huile de térébenthine, de l'huile de lavande et de romarin, ainsi que du vermillon. Il éviscérait les corps et traitait les organes d'une manière similaire à celle de Ruysch, à cette différence qu'après avoir replacé les viscères dans leurs cavités respectives, il les recouvrait d'une poudre composée de camphre, de résine et de sulfate de magnésium. Suivant sa méthode, tous les orifices du corps étaient remplis de cette poudre préservative. Puis le défunt était étendu sur du plâtre de Paris pendant une période de quatre ans, ce qui déshydratait le corps et le rendait moins vulnérable à la décomposition.

La contribution de Jean-Nicolas Gannal mérite tout particulièrement d'être soulignée, car c'est à lui qu'on doit l'invention de la technique moderne de thanatopraxie. Né en France en 1791, Gannal fit ses débuts en tant qu'aidepharmacien. À cette époque, on appelait apothicaires les personnes qui avaient pour tâches de préparer et de distribuer les médicaments. C'est toutefois vers la chimie qu'il décida de se diriger et servit dans le département de médecine de l'armée, de 1808 à 1812, sous les ordres de Napoléon Bonaparte. Lorsqu'il quitta l'armée, il devint l'assistant de Thénard, professeur de chimie réputé.

Vers 1830, Gannal commença ses travaux sur la préservation des cadavres. Il œuvrait en chimie industrielle, surtout à améliorer les propriétés de divers adhésifs et de gélatines. On lui demanda alors de concentrer ses efforts sur le développement de méthodes améliorées pour conserver des spécimens humains à des fins d'étude anatomique. Il travailla donc à ce projet de façon intensive et expérimenta avec plusieurs composés chimiques, dont le phosphate de chaux, l'arsenic, l'acide acétique, le chlorure de sodium, le nitrate de potassium, l'alun, divers alcools et beaucoup d'autres produits. Ses expériences le menèrent éventuellement à une méthode efficace de préservation des tissus humains.

La méthode de Gannal consistait à rincer et à fixer les tissus cellulaires en injectant environ un litre et demi d'une solution principalement à base d'acétate d'aluminium à travers l'artère carotide tout effectuant un drainage veineux ; le protocole ne prévoyait aucun traitement particulier des organes internes. Gannal publia la description de son procédé en 1835 et le fit breveter. Sa découverte connut des retentissements importants dans tout le monde scientifique occidental. Ses travaux lui valurent de gagner le prix des sciences Montyon en 1836. C'était la deuxième fois que Gannal était le récipiendaire de ce prestigieux prix ; la première fois, c'était en 1821, pour la mise au point d'un traitement contre la tuberculose. En 1840, son brevet sur les soins de conservation avait déjà été vendu à bon nombre de pays et de villes, dont l'Angleterre, la Russie et Cuba, mais surtout à La Nouvelle-Orléans, en Louisiane, d'où la technique allait rayonner vers l'Amérique entière.

Même si les recherches de Gannal visaient essentiellement à faciliter l'étude de l'anatomie et la dissection de sujets humains, la pratique de Gannal ne se limita pas à la préservation de sujets d'étude. Il a aussi prodigué des soins de conservation sur des défunts à des fins autres que scientifiques. Il a notamment pratiqué des thanatopraxies pour permettre à la justice française de conserver des dépouilles en état de décomposition et rendre possible la pratique d'une autopsie. Il lui arrivait également d'embaumer des personnes dans le seul but de faciliter le déroulement des rites funéraires. Lorsqu'il pratiquait une thanatopraxie à des fins funéraires, Gannal dérogeait légèrement de son protocole de soins habituel. Par exemple, il ajoutait de l'arsenic et un peu de carmin à la solution qu'il employait habituellement pour colorer la peau du défunt et lui donner une meilleure apparence. On le voit, Gannal comprenait déjà l'importance d'une présentation esthétique et naturelle d'une dépouille mortelle pour faciliter le deuil de la famille.

Bien que les scientifiques de la période des anatomistes embaumaient d'abord et avant tout pour préserver des spécimens à des fins d'étude, il ne fait aucun doute que certaines personnalités de cette période ont été embaumées pour des raisons autres que la dissection. Citons le cas bien connu de l'épouse de Martin Van Butchell, médecin et dentiste. Dans son testament, Mme Van Butchell stipulait que son mari aurait le contrôle de sa fortune tant et aussi longtemps qu'elle ne serait pas six pieds sous terre ! Lorsque son heure dernière finit par sonner, son mari convoqua le docteur William Hunter pour lui demander de préserver la dépouille de sa tendre disparue. Le traitement fut un succès total et Van Butchell put conserver le contrôle de la fortune de sa défunte épouse pour le restant de ses jours. Le corps préservé de la dame Van Butchell fut ensuite déplacé au Royal College of Surgeons of England, où des milliers de gens purent admirer les prouesses techniques de Hunter. Il y a été exposé jusqu'en 1941, année où le blitz des nazis sur Londres a détruit un grand nombre de pièces de collection, dont celle-là.

PÉRIODE MODERNE

Il faut attendre la période moderne pour assister à un retour en force de la thanatopraxie à des fins funéraires. En effet, c'est aux XIXe et XXe siècles que, pour la première fois depuis l'époque des Égyptiens, la thanatopraxie se répand en fonction de nouveaux comportements sociaux liés au deuil et devient du coup accessible au grand public. Les techniques qui devaient donner naissance à la thanatopraxie moderne ont vu le jour en Europe, mais c'est aux États-Unis que l'art de l'embaumement est entré dans sa phase de maturité. Des circonstances historiques expliquent cette résurgence en Amérique.

Aux tout débuts de la période moderne, les techniques de préservation des défunts étaient déjà connues, mais elles n'étaient toutefois pas accessibles à la population en général. Puisque seuls les médecins possédaient l'expertise nécessaire pour procéder à la thanatopraxie, le seul moyen de conserver les corps à la portée des premiers salons funéraires restait l'application de froid. En l'absence de techniques de réfrigération, on se contentait de coucher le défunt dans un cercueil contenant de la glace. On exposait la personne décédée dans un cercueil fermé, en prenant soin d'aménager une fenêtre sur le couvercle pour laisser voir le visage du disparu. Bien entendu, cette façon de préserver les corps était loin de produire des résultats satisfaisants à tout coup, particulièrement lors de journées chaudes. Il n'était pas rare, lors de funérailles religieuses, de devoir sortir le cercueil de l'église à cause de l'état avancé de putréfaction de la dépouille et de l'odeur qu'elle dégageait. En Amérique du Nord, comme la coutume veut qu'on expose les morts plusieurs jours avant de célébrer les funérailles, toutes les conditions sont réunies pour encourager l'émergence et la croissance de la thanatopraxie au service du public.

C'est pendant la guerre civile américaine que l'embaumement connut sa première vague de popularité en sol américain. Durant ce conflit, qui opposait les états du Nord aux états du Sud, beaucoup de soldats moururent au combat. La loi militaire de l'époque commandait, lorsqu'un soldat mourait sous les drapeaux, que sa dépouille soit inhumée dans le champ de bataille, près de l'endroit où il avait perdu la vie. Cependant, beaucoup de familles de soldats morts au combat se rendaient sur les lieux du drame et réclamaient la dépouille afin de la ramener pour lui célébrer des funérailles décentes. Il a donc fallu se mettre à embaumer les corps des soldats pour pouvoir les transporter sans mettre en danger la santé publique. C'est alors qu'apparurent les premiers embaumeurs professionnels modernes, des médecins pour la plupart d'entre eux. Ce n'est que beaucoup plus tard que l'on verra véritablement naître la profession comme telle, avec les premiers embaumeurs formés expressément pour accomplir cette fonction.

Le chirurgien Thomas Holmes, qui vécut de 1817 à 1900, fut l'un des plus célèbres de ces pionniers de la thanatopraxie moderne. Médecin de formation, il pratiqua la médecine légale au bureau du coroner de New York. Par la suite, il s'établit à Brooklyn, où il entreprit des recherches sur divers produits chimiques et diverses techniques employées dans la préservation des corps. Lorsque la guerre civile éclata, Holmes ouvrit un laboratoire de thanatopraxie à Washington DC, où il pratiqua son art durant toute la durée de la guerre. On dit qu'il a préservé plus de 4000 corps au cours de sa vie, en plus d'être l'inventeur de bien des instruments servant à pratiquer la thanatopraxie. À la fin de la guerre, Holmes retourna à Brooklyn et ne fit que peu d'embaumements dans les années qui suivirent.

En ces temps de guerre, le traitement de conservation que l'on pratiquait sur les dépouilles se limitait à injecter des produits chimiques dans les artères et les veines sans aucun traitement des viscères. Les produits que l'on utilisait alors pour l'injection artérielle étaient principalement de l'arsenic, du chlorure de zinc, du bichlorure de mercure, des sels d'aluminium ainsi que divers acides et bases. Bien que ces produits assurent une bonne préservation des tissus, la plupart d'entre eux sont passablement toxiques, en particulier l'arsenic, qui est un poison foudroyant. En plus d'être un produit dangereux à manipuler, l'arsenic causait des complications au plan médico-légal. À cette époque, les assassinats à l'arsenic étaient chose relativement courante, et il devenait impossible pour la justice de démontrer qu'un empoisonnement avait eu lieu si le corps avait subi un embaumement. Étant donné que les produits servant à l'injection artérielle contenaient de l'arsenic, tout prélèvement post mortem en présentait des traces. Ces complications allaient éventuellement mener à l'interdiction d'utiliser l'arsenic comme agent préservatif pour l'injection artérielle. On croit que c'est Jean-Nicolas Gannal qui, en 1846, aurait indirectement été responsable de l'interdiction de cette substance en France. Gannal aurait embaumé un défunt et omis de mentionner dans son rapport que de l'arsenic avait été ajouté à la solution préservative. Évidemment, l'autopsie révéla des traces du produit. On raconte que la communauté médicale fut si outrée de ce manque de rigueur qu'elle demanda illico qu'une loi interdise l'utilisation d'arsenic dans la préparation des fluides artériels. Bien que le formaldéhyde (CH_2O) ait été découvert en 1859, ce n'est que bien après la guerre civile qu'il entra dans la composition des agents de préservation. En fait, l'histoire rapporte que c'est à Gambetta, grand homme politique français, que revient l'honneur d'avoir été embaumé le premier avec du formol (1882). En plus d'être moins toxique que l'arsenic, le formaldéhyde pouvait être produit en quantité importante et à un coût moindre. Aussi n'est-il pas surprenant qu'il soit devenu l'agent principal de conservation dans tous les laboratoires de recherche biomédicale et de thanatopraxie.

Lorsque la guerre civile américaine prit fin, la plupart des gens connaissaient la thanatopraxie comme méthode de préservation des défunts et en appréciaient les avantages. Parce qu'ils avaient vu de leurs yeux l'un des leurs embaumé après avoir péri sous le feu ennemi, mais aussi parce que le président Abraham Lincoln fut embaumé après son assassinat en 1865. Malgré cela, la pratique de l'embaumement tomba en désuétude après la guerre. Cette accalmie provenait de ce que les premiers directeurs de funérailles ne possédaient ni les connaissances ni les ressources requises pour prendre la relève des médecins dans la pratique de l'embaumement. Ce n'est que peu à peu que l'expertise s'est transférée du corps médical à un nouveau groupe de professionnels qu'on a d'abord appelé embaumeurs.

Certains de ces premiers thanatopracteurs modernes manufacturèrent des produits d'embaumement pour les vendre aux directeurs de funérailles. Afin de vendre leurs préparations, ils tenaient des séances de formation pour enseigner la thanatopraxie à leurs futurs clients. Ces séminaires duraient souvent une journée ou deux, et tout directeur de funérailles qui y assistait et achetait une certaine quantité de produits recevait un diplôme, et donc un droit de pratique à titre d'embaumeur. C'est à ce moment qu'apparurent les premiers embaumeurs de formation. Dans les décennies qui suivirent, des collèges où l'on enseignait la thanatopraxie commencèrent à voir le jour. Au fil du temps, les standards de qualification requis pour obtenir un droit de pratique ne cessèrent de s'élever. À l'heure actuelle, les thanatopracteurs ont un niveau de scolarité qui se compare à celui d'un inhalothérapeute ou d'une infirmière. Si, au commencement, les premiers embaumeurs ne recevaient qu'une formation de quelques jours, les professionnels d'aujourd'hui doivent compléter une formation de plusieurs années et acquérir des connaissances en biologie, en microbiologie, en pathologie, en parasitologie et en anatomie, en plus de toutes les matières spécifiques à la profession et à la gestion d'entreprises.

AMÉRIQUE DU NORD

Au Québec comme aux États-Unis, l'engouement pour les « résidences funéraires » est resté limité pendant le premier tiers du XXe siècle. Bien sûr, il y avait des professionnels à qui on se fiait pour organiser les funérailles du défunt, procéder à la thanatopraxie et fournir un cercueil. Dans son controversé ouvrage, *The American way of death*, Jessica Mitford affirme qu'en fait l'embaumement était pratiqué exclusivement lorsque la famille du défunt avait de quoi payer. Selon elle, les simples paysans n'étaient pas embaumés. Quoi qu'il en soit, quand il y avait embaumement, c'est à la résidence de la famille du défunt que se déroulaient les derniers hommages, et non pas au salon funéraire.

L'entrepreneur en pompes funèbres, comme on l'appelait à l'époque et qu'on l'appelle aujourd'hui encore en France, se rendait au domicile du défunt, l'embaumait dans son lit et décorait la chambre funèbre. En ce temps-là, il arrivait souvent que le défunt soit placé dans une boîte de bois rapidement fabriquée d'où l'expression « entre quatre planches ». À cette époque, la famille du disparu recevait chez elle les parents et amis qui venaient rendre un dernier hommage au disparu. Les femmes préparaient à manger à tout ce beau monde, accomplissaient toutes les tâches ménagères et voyaient au bien-être des visiteurs. Comme les familles étaient souvent nombreuses et que les visiteurs venaient parfois de très loin, il n'était pas rare que la famille du disparu doive garder à coucher beaucoup de monde. Puisque la dépouille mortelle était veillée 24 heures sur 24 jusqu'au moment de partir pour les funérailles, il va sans dire qu'un décès représentait un lourd fardeau pour les familles en deuil, notamment pour les femmes.

Il faut peu d'imagination pour deviner comment la coutume de visiter les défunts dans un salon funéraire plutôt que dans les résidences privées s'est graduellement installée pour finalement devenir la norme. Puisque la veillée funèbre représentait une lourde charge, les directeurs de funérailles se sont mis à ouvrir leurs propres maisons aux familles en deuil. Par la suite, le concept s'est modernisé, les salons funéraires firent l'acquisition des installations nécessaires pour procéder à la thanatopraxie et au transport des défunts du lieu de décès au complexe funéraire où tous les services ont été centralisés.

Bien entendu, les salons mortuaires (*funeral home*) d'aujourd'hui ont bénéficié des progrès technologiques du dernier siècle. Les premiers laboratoires de thanatopraxie ne ressemblaient en rien à ceux qui sont en fonction à l'heure actuelle. Les appareils électroniques ont remplacé l'appareillage rudimentaire d'autrefois. Des années de pratique et de recherche ont créé un savoir-faire et une expertise qui rendent possible la thanatopraxie même sur les cas les plus difficiles. De plus, les produits destinés à traiter les sujets décédés se sont raffinés à un point tel que jamais il n'a été possible d'atteindre des résultats aussi proches de la perfection. Aujourd'hui, grâce à la qualité des fluides de thanatopraxie, il est même possible de retarder l'exposition d'une personne décédée pendant quelques semaines sans qu'aucun changement ne survienne dans son apparence.

La profession de thanatopracteur en est une d'avenir en Amérique du Nord. Il y a 21 757 maisons funéraires aux États-Unis seulement et elles emploient 34 500 thanatopracteurs ou directeurs de funérailles. Des 2 404 000 décès en 1999, 75,2 % ont été enterrés et 24,8 % incinérés (1 % de plus qu'en 1998, soit au moins 1 807 808 thanatopraxies). La thanatopraxie ayant pu être pratiquée sur une part d'entre eux qui ont été exposés avant l'incinération, c'est probablement plus de deux millions de thanatopraxies qui ont été exécutées en 1999. Les données tendent à démontrer un accroissement anticipé du taux de mortalité, mais aussi de l'incinération. De 8,9 % de décès projetés en 2010 sur une population de 282 575 000 avec 36 % d'incinérations, on prévoit que le taux passera à 13 % en 2080, avec une population de 292 235 000, soit une projection d'au moins 2 279 433 thanatopraxies, en admettant que seuls 60 % d'entre eux seraient enterrés.

EUROPE

Contrairement à l'Amérique, où la thanatopraxie se pratiquait déjà largement au début du XXe siècle et où l'évolution s'est faite du domicile du défunt vers les salons mortuaires, la thanatopraxie n'a toujours pas la faveur en Europe et les chambres funéraires y sont ou absentes (Grande-Bretagne, Italie, Espagne) ou rares (Allemagne, Belgique).

Mais il ne faut pas pour autant croire que l'Europe est homogène du point de vue de ses pratiques funéraires. Selon les conditions historico-religieuses qui ont façonné les coutumes du pays, les rites funéraires peuvent varier grandement. Par exemple, de l'Interdit de 1886 au Concile Vatican II en 1963, les catholiques se sont vus privés de sépulture s'ils étaient incinérés. Les pays à forte tradition catholique ont donc une nette préférence pour l'enterrement : Portugal (99 %), Italie (98 %), Espagne (96 %), Irlande (95 %). D'autres confessions, tels les anglicans et les presbytériens, s'opposent à la crémation, mais en général les pays marqués par le libéralisme calviniste et luthérien suivent la tendance actuelle à l'incinération.

Cette tendance semble dirigée par des impératifs d'espace (au Japon, 98 % des personnes décédées sont incinérées) et de coûts (la majorité des gens disent choisir l'incinération par mesure d'économie) et se joue d'abord dans les villes sur fond de diversité ethnique et religieuse. En effet, si l'Angleterre, la Suisse et la Belgique incinèrent respectivement 70, 65 et 28 % de leurs morts en 1998, les villes de Londres et de Genève en incinèrent 80 % et Bruxelles, 50 %.

Le cas de l'Irlande mérite d'être souligné, car les Irlandais tiennent à leurs traditions : ils veillent leurs défunts à la maison, les transportent la veille des funérailles à l'église, font une première levée du corps à l'église puis, un peu plus tard, une seconde levée est suivie du transport de l'église au cimetière. Par ailleurs, il semblerait que les professionnels des pompes funèbres y ont mauvaise réputation. On exige d'eux des cérémonies sans faille, alors que les rites sont complexes et coûteux, et on discute ferme les prix. Tout un décorum doit présider aux cérémonies, même le fameux chapeau melon noir distinctif de la profession. L'Irlande est donc encore loin des tendances à la thanatopraxie en laboratoire, à l'exposition en salon mortuaire et à l'incinération. Par comparaison, l'incinération est tellement généralisée en Grande-Bretagne que ce pays est devenu le théâtre d'un mouvement de contestation écologique destiné à empêcher la pollution atmosphérique et la destruction inutile du bois utilisé dans les cercueils.

Toutefois, enterrement ne signifie pas nécessairement embaumement. Par exemple, les soins de conservation sont rarement pratiqués en Espagne et ne le sont pas du tout en Italie. En Belgique, où l'enterrement est le choix de 72 % de la population, l'embaumement est interdit, sauf si le corps est rapatrié vers un des 60 pays du monde qui l'exige. En Suisse, la loi exige une préservation minimale dans le transport des cas de contagion par le choléra, la fièvre typhoïde, la peste, la variole, le typhus, le charbon et la rage, mais les soins consistent uniquement à envelopper le cadavre d'un drap imbibé de solution désinfectante (Ordonnance 818.61, art. 4) ; comme en Belgique, l'embaumement n'est pratiqué que si le corps est rapatrié vers un pays qui le prescrit, et ce, par un institut autorisé ayant du personnel spécialement formé. En Irlande, où on distingue l'embaumement complet et temporaire, les soins de conservation temporaires sont compris d'office dans le coût des services funéraires.

Selon une source, il y aurait en moyenne dans toute l'Europe seulement 3 % des personnes décédées qui seraient embaumées. Quoiqu'elle soit plausible, cette donnée est impossible à vérifier dans l'état actuel de la cueillette et de la compilation des données. Les statistiques portent en général sur les modes de disposition des corps — enterrement ou incinération —, mais ne précisent pas ou rarement le nombre de thanatopraxies, et distinguent encore moins celles qui sont obligatoires, facultatives, totales ou partielles.

FRANCE

Même si c'est un Français qui a inventé la thanatopraxie moderne il y a plus de 165 ans, la France n'a emboîté le pas à l'Amérique qu'il y a 40 ans. Actuellement, les proches d'un défunt ont le choix d'exposer la personne décédée à son domicile ou dans une chambre funéraire, l'équivalent des salons mortuaires au Canada et aux États-Unis, sauf que les sociétés de pompes funèbres françaises comportent un nombre limité de chambres funéraires (environ 500 pour toute la France). De plus, les familles peuvent choisir entre plusieurs modes de conservation, sans nécessairement recourir à la thanatopraxie. Les méthodes de préservation par le froid, comme l'application de glace carbonique ou encore l'emploi de rampes ou de lits réfrigérants, sont offertes comme alternative à la thanatopraxie conventionnelle. La thanatopraxie ne devient obligatoire que lorsqu'un transfert sans mise en bière doit être effectué dans une période se situant entre 24 et 48 heures après le décès. Elle est également obligatoire lorsque le sujet n'est pas mis en cercueil et qu'il doit être transporté sur une distance de plus de 600 kilomètres. Elle est toutefois interdite en présence de certaines maladies contagieuses, auquel cas le corps doit être scellé sans délai dans un cercueil hermétique.

Par ailleurs, la France suit la forte tendance à l'incinération observée en Amérique et quelques pays européens : selon les données les plus récentes de l'Association française d'information funéraire (AFIF), le nombre de crémations est passé de 2 100 en 1975 (0,4 % des décès) à 93 400 en l'an 2000 (17,4 %) et le nombre de crématoriums, de 7 en 1975 à 103 en 2002.

Malgré tout, la pratique de la thanatopraxie connaît un essor constant depuis 40 ans. De 400 en 1963, le nombre d'embaumements passe à 2 000 en 1964, à 10 000 en 1968 et culmine à 110 000 en 1987. Comme la France enregistre environ 550 000 décès par an pendant toutes ces années, le pourcentage de thanatopraxies a donc progressé de 0,07 % à 20 % des décès. Le nombre de décès est en baisse depuis 1987 et se situe à 538 000 en l'an 2000. Des sources affirment que les soins thanatopraxiques représenteraient maintenant entre 30 et 40 % des décès (215 000), et ce, malgré qu'ils ne soient pas obligatoires. Ce pourcentage paraît élevé et l'AFIF suggère plutôt qu'il est resté constant à 20 %. Chose certaine, la France fait désormais partie des pays industrialisés où la pratique de la thanatopraxie s'insère communément dans le déroulement des rites funéraires. D'ailleurs, la popularité croissante de la thanatopraxie inquiète certains professionnels français, qui se demandent si le nombre de diplômés — environ une quarantaine d'étudiants en l'an 2000 — additionné au nombre de thanatopracteurs pratiquants suffira à répondre à la demande croissante du public. Six écoles font actuellement la formation préparatoire aux examens nationaux, mais l'état français n'organise pas d'examen tous les ans, d'où la faible croissance du nombre de thanatopracteurs diplômés.

POUR ET CONTRE LA PROFESSION

La modernisation de la thanatopraxie attire des critiques qu'il importe d'examiner sérieusement. Le coût des services funéraires est sans aucun doute le reproche le plus fréquent. À ce sujet, les statistiques concernant les services funéraires complets sont éloquentes : en 2000, leur coût moyen se situait à 5 900 $US aux États-Unis (environ autant d'euros) et il était comparable dans la plupart des provinces canadiennes. En France, le coût moyen est de 18 000 F (2 750 euros). Au Québec, il n'est pas rare que l'on offre des forfaits permettant d'obtenir des services complets pour environ 2 500 $CAN, moyennant la réduction du temps d'exposition et la location de certains équipements. Le coût moyen des services funéraires semble donc moins élevé en France et au Québec qu'ailleurs en Amérique. Il en va de même pour la part consacrée à l'embaumement proprement dit : il se situe généralement autour de 8 % du coût total des services funéraires (320 $CAN/1 500 F/225 euros). L'embaumement est donc loin d'être le premier responsable des coûts élevés. En général, les coûts du cercueil et du convoi forment, à eux seuls, près de la moitié des coûts.

La thanatopraxie est aussi contestée par les tenants de l'enterrement vert (*green burial*), qui cherchent à diminuer les impacts négatifs sur l'environnement des coutumes d'embaumement et de disposition des corps. Pour eux, l'incinération produit des gaz à effet de serre et détruit inutilement des forêts (447 300 cercueils de bois par année au Royaume-Uni seulement), les produits d'embaumement empêchent le processus naturel de décomposition et les cimetières occupent des terres qui seraient mieux utilisées à d'autres fins. Le mouvement démarré en Angleterre vient d'atteindre les États-Unis et le Canada : des petits groupes achètent des lots de terre dédiés aux enterrements, où les sépultures sont marquées par un arbre au lieu d'une pierre tombale.

Cette critique est à mettre en perspective. D'une part, les études sur les impacts environnementaux des pratiques d'embaumement sont rares. S'il est vrai que les produits de thanatopraxie contiennent des composants toxiques, les manufacturiers de produits funéraires tendent vers des produits de moins en moins toxiques. Les premiers fluides artériels contenaient de l'arsenic ; on a ensuite opté pour le formaldéhyde, moins toxique, et aujourd'hui, certains fabricants offrent des produits sans formaldéhyde. D'autre part, la quantité de produits chimiques employée pour préserver un défunt est relativement faible et ne se produit qu'une fois — et une seule — par individu, en admettant qu'il soit embaumé. Comparativement à d'autres activités humaines, la pollution d'ordre chimique est donc extrêmement limitée. Il est en outre erroné de croire que l'embaumement empêche la décomposition naturelle du corps ; elle ne réussit au mieux qu'à la retarder. En temps et lieu, la nature finit toujours par triompher. Enfin, les entreprises funéraires modernes participent à des programmes de recyclage et de gestion écologique des déchets et s'efforcent d'être de bons citoyens corporatifs à cet égard. Depuis dix ans, au Québec, les déchets biomédicaux font l'objet d'une collecte spéciale obligatoire et les thanatopracteurs participent aux programmes de recyclage des municipalités pour tout ce qui concerne les biens recyclables usuels.

Une autre critique de plus en plus fréquente porte sur la déshumanisation — sous-entendu la désacralisation — de la profession sous la pression de l'industrialisation. On craint que la mort ne soit réduite à un objet de consommation et l'on croit en général que c'est en Amérique que ce mouvement est le plus marqué. Des statistiques récentes de l'Association américaine des directeurs de funérailles révèlent, au contraire, que parmi les 75 % de membres propriétaires de leur entreprise, 93 % sont de petites entreprises qui réalisent en moyenne 187 thanatopraxies par an et 90 % sont des entreprises familiales. En 2001, seuls 10 % des maisons funéraires, soit 2 175, étaient regroupés sous la propriété de quatre grandes corporations publiques cotées en bourse.

Le paysage français est particulier. Le cinquième des prestations funéraires est assuré par les mairies, grâce à des régies municipales exploitées en société d'économie mixte. En effet, une enquête du ministère de l'Intérieur réalisée en 1997 révèle que sur 14 356 habilitations préfectorales, 2 971 ont été délivrées à des régies municipales et 11 385 à des entreprises privées, dont 3 908 à des entreprises qui offraient l'ensemble des prestations dites essentielles (transport des corps avant et après mise en bière, organisation des obsèques, fourniture des cercueils, des corbillards et du personnel). Par ailleurs, trois grands groupes privés se partagent le territoire. Le plus grand compte à lui seul près de 1 100 points de vente qui opèrent sous plusieurs raisons commerciales ; il est la propriété d'une multinationale américaine basée au Texas. Malgré tout, comme les franchises se résument le plus souvent à une location d'enseigne, les sociétés familiales indépendantes constituent le plus fort contingent des entreprises de pompes funèbres (environ 5 000, selon l'AFIF) et ont un poids important dans l'ensemble de la profession. La déshumanisation ne menace donc pas la profession en terre française, et ce, d'autant plus que les familles françaises ont de la latitude dans le choix des soins et des services, et que les thanatopraxies et expositions se font généralement à la maison.

LES RÔLES DE LA THANATOPRAXIE 2

Quelles sont les raisons pour lesquelles on doit procéder à une thanatopraxie ? S'il est un des aspects les plus mal compris de notre profession, c'est bien les motifs qui justifient sa pratique. Il est vrai que la coutume qui veut que les défunts soient exposés dans un salon funéraire est tellement ancrée dans nos moeurs qu'on s'interroge peu sur sa valeur et son utilité. Bien que chacun sait que la thanatopraxie sert à préserver les corps de la décomposition, plus rares sont ceux qui savent que ce n'est pas d'abord pour des raisons esthétiques que nos sociétés exigent une telle préservation. En effet, la plupart des gens ignorent le rôle primordial que joue la thanatopraxie en matière de protection de la santé publique.

Avant de répondre à cette question, commençons par détruire un mythe qui semble persister, celui que toute personne décédée doit nécessairement être embaumée. Selon les pays, les lois divergent sensiblement, mais en général elle n'est obligatoire que dans certaines conditions. Même en Amérique du Nord où elle s'est largement répandue depuis un siècle et demi, la thanatopraxie n'est pas obligatoire lorsque la dépouille mortelle n'est pas exposée. Si une famille opte pour des services funéraires où le défunt est incinéré ou inhumé immédiatement après sa mort, sans visite de ses proches, la thanatopraxie n'est pas requise et ne devrait pas être pratiquée.

Au Québec, la loi sur la santé publique rend l'embaumement obligatoire lorsque le corps est exposé 18 heures et plus après son décès ou pendant une durée dépassant 24 heures. Par exemple, si une personne décède à neuf heures le matin et que l'entreprise funéraire est en mesure de prendre en charge la dépouille dans la même matinée, les parents et amis pourraient très bien, et en toute légalité, lui rendre un dernier hommage sans que le corps ne soit embaumé. Il est donc clair qu'une personne optant pour des services funéraires sans exposition n'est pas dans l'obligation légale d'opter pour la thanatopraxie.

Dans la pratique cependant, il est assez rare que l'on expose un défunt sans qu'il n'y ait eu thanatopraxie. Tout d'abord parce que le délai qui s'écoule entre le moment du décès et le moment où l'entrepreneur de pompes funèbres ou directeur funéraire est en mesure d'aller chercher le défunt est souvent assez long. Puisque les thanatologues ne peuvent transporter une dépouille que lorsque le certificat de décès a été signé, il n'est pas rare que celui-ci soit transporté au salon funéraire plusieurs heures après son décès. Il faut savoir que ce certificat est, la plupart du temps, signé par un médecin et que, s'il ne s'en trouve pas un sur les lieux du décès pour le signer, il est illégal de transporter le corps. De plus, les inconvénients évidents qu'entraîne une exposition sans thanatopraxie en découragent la pratique. La plupart du temps, on rencontre ce qu'on appelle une identification dans le jargon professionnel. Autrement dit, lorsqu'une personne est incinérée sans être exposée, les proches pourront la voir une dernière fois pendant quelques minutes avant que celle-ci ne soit placée dans le four crématoire.

Avant de donner les raisons pour lesquelles il est primordial de procéder à la thanatopraxie lorsqu'un défunt est exposé, on peut se questionner sur la pertinence de la coutume d'exposer les défunts elle-même. Tous les rites funéraires, quels qu'ils soient, reposent entièrement sur le respect et la valeur qu'une société ou une communauté vouent à un être humain. Si on célèbre des funérailles, si on prend une pause dans nos vies occupées pour visiter des proches en deuil et si on dépense de l'argent en vue de préparer des funérailles dignes et solennelles, c'est parce qu'on croit que la vie humaine est significative et qu'on doit souligner de façon officielle le fait qu'elle se termine. Selon les croyances, cette fin de la vie physique est un passage vers une autre vie et la réussite de ce passage est primordiale, d'où la plupart des fameux *Livres des morts* issus des civilisations égyptienne, tibétaine et méso-américaine. Comme tous les événements importants qui marquent d'autres passages de l'existence

— à la vie, à la vie adulte, à la vie en couple —, bref comme la naissance, la graduation et le mariage, le décès est une occasion de rassembler familles et amis. De plus, un certain décorum entoure tous ces rituels. À l'instant où l'on cesse de considérer que la vie humaine est significative, d'avoir ce respect envers la personne humaine, le rite funéraire devient inutile. Les inhumations rapides dans des fosses collectives non identifiées en temps de guerre et de génocide le démontrent fort bien. Les cadavres ne sont alors que des objets embarrassants dont il faut disposer le plus rapidement et le plus économiquement possible. Nul besoin de faire appel à des thanatologues hautement qualifiés pour disposer d'une dépouille.

PROTECTION DE LA SANTÉ PUBLIQUE

Beaucoup de gens sont convaincus que les seuls inconvénients que peut présenter l'exposition d'un défunt sans embaumement se limitent aux manifestations visibles de la décomposition : les taches, les décolorations, les odeurs. Ces gens croient que, si ce n'était de l'embarras que peut causer une personne exposée en état de putréfaction, la thanatopraxie serait inutile. Rien n'est plus faux. Éviter aux survivants le traumatisme de voir un proche dans un tel état est, bien sûr, l'un des services que rend l'embaumement. Pourtant, la fonction première et invisible de la thanatopraxie est la protection de la santé publique. Ce rôle, quoique méconnu, est de loin le plus important mandat du thanatopracteur.

Même si la croyance populaire veut que lorsqu'une personne atteinte d'une maladie contagieuse décède, l'organisme responsable de l'infection meure aussi, il en va tout autrement dans la réalité. Chez une personne en vie, le système immunitaire combat les microorganismes pathogènes qui peuvent causer des maladies. Après la mort, cette barrière de défense n'existe plus, ce qui entraîne une prolifération de ces microorganismes. En 1924, un scientifique du nom de Giuseppe Fiorito a fait des recherches pour savoir si les microbes que l'on trouve sur les cadavres pouvaient être dangereux pour les vivants. Dans ses recherches, il injecta à deux groupes de porcs des bactéries *Escherichia Coli*. L'un de ces groupes de porc fut injecté avec des bactéries prélevées sur des cadavres humains, et l'autre avec ces mêmes microorganismes mais cette fois prélevés sur des personnes vivantes. Les porcs faisant partie du groupe infecté par des bactéries provenant de cadavres moururent tous dans les 55 heures suivantes. Dans le second groupe de porcs, celui-là injecté avec des bactéries prélevées sur des vivants, plusieurs individus survécurent et aucun ne mourut avant 9 jours. Cette recherche démontre clairement que les microorganismes provenant des dépouilles humaines peuvent être plus virulents, plus sujets à causer des infections, que ceux qui parasitent les vivants.

Les microorganismes susceptibles d'être transmis des morts aux vivants sont nombreux. Certains des plus dangereux, comme le bacille responsable de la tuberculose, peuvent contaminer l'air ambiant et donc infecter les personnes présentes sans qu'elles ne touchent à la dépouille. Des personnes visitant un défunt qui n'aurait pas été embaumé et qui serait atteint de la tuberculose seraient donc très à risque de contracter la maladie. Il serait encore plus imprudent de croire que la tuberculose est une maladie du passé ; de nombreux cas de bacilles de la tuberculose résistants à des antibiotiques ont refait surface dans les dernières années, et avec plus de virulence qu'auparavant.

Une enquête menée en 1975 par la compagnie Champion, manufacturier de produits funéraires aux États-Unis, visait à déterminer si oui ou non les thanatologues étaient plus sujets aux infections que la population en général. L'enquête menée auprès de 2 000 répondants, tous des thanatologues diplômés, démontra que 18 % de ceux-ci avaient, au cours de leur vie, contracté au moins une infection majeure.

Les infections les plus fréquemment associées aux professionnels du domaine funéraire sont la tuberculose (14 %), les infections du système respiratoire d'origine virale (44 %), les hépatites infectieuses (13 %), les infections d'origine fongique (19 %), les septicémies bactériennes (17 %) et les infections des plaies d'origine bactérienne (14 %). Ce sondage a également démontré que la fréquence des maladies infectieuses est de deux à trois fois plus élevée chez les thanatopracteurs qu'elle ne l'est dans le reste de la population. À la lumière de ces faits, il ne fait nul doute que si les organismes responsables des maladies infectieuses contaminent occasionnellement les professionnels du monde funéraire, ils peuvent également infecter la population en général.

On comprend mieux maintenant pourquoi les lois nord-américaines fixent des délais au-delà desquels la thanatopraxie devient obligatoire. C'est la seule manière de rendre pratiquement nulles les chances qu'une maladie soit transmise d'un sujet décédé à une personne vivante.

FACILITATION DU DEUIL

Si la première obligation du thanatologue est de protéger les familles qu'il sert et la population en général contre les infections et les maladies, son autre responsabilité est de présenter le défunt dans les meilleures conditions possible. La plupart des gens connaissent le rôle esthétique que remplit la thanatopraxie. Chacun sait que, lorsqu'une personne est exposée, le thanatologue l'aura habillée de ses plus beaux habits, maquillée et coiffée de telle sorte qu'elle semblera reposée et paisible. Mais ce deuxième mandat, celui-là mesurable, ne se résume pas au maquillage de surface ; il comprend tout le domaine de la restauration et, dans certains cas, il exige des prouesses techniques insoupçonnées.

La restauration est l'ensemble des procédés qui visent à rétablir la coloration et les formes normales qui constituent l'apparence naturelle d'une personne. Recréer de façon réaliste une illusion de vitalité, faire disparaître les stigmates qu'ont laissés la maladie ou une mort violente, là réside l'aspect le plus délicat du travail du thanatologue. Donner au défunt une expression de sérénité tout en imitant le plus possible l'apparence d'antan du disparu, voilà le défi quotidien que doivent relever les praticiens qui œuvrent dans les salons funéraires. C'est grâce à sa compétence en ce domaine que le thanatologue procurera aide et soulagement aux survivants.

Lorsqu'un défunt est présenté correctement, habillé avec goût, maquillé d'une façon naturelle, coiffé avec élégance et dont les traits reconnaissables inspirent le repos, la mort est moins traumatisante et plus facile à accepter pour ceux qui restent. Les services que les thanatologues offrent sont toujours des services dont chacun voudrait bien pouvoir se passer. Si nous ne pouvons pas exorciser la mort, ni effacer la douleur qui l'accompagne, nous pouvons cependant faire en sorte que les derniers adieux se passent dans les meilleures conditions qui soient. Notre travail, en fin de compte, se résume à aider les gens à traverser avec le plus de dignité possible l'un des pires moments de leur vie.

En résumé, le rôle de la thanatopraxie est double. C'est pourquoi on dit souvent qu'elle est à la fois art et science. Elle est science de la préservation des corps en vue de la protection de la santé publique et art dans sa recherche d'imiter toujours avec plus de perfection la nature.

L'ÉTHIQUE ET LA DÉONTOLOGIE 3

Toutes les professions dignes de ce nom se dotent, à un moment ou à un autre de leur histoire, d'un code d'éthique ou de déontologie. L'éthique relève des principes de la morale, mais elle se définit aussi comme un ensemble des règles de conduite. Le code d'éthique d'une profession est donc l'ensemble des règles auxquelles les membres d'une même profession doivent adhérer pour obtenir leur droit de pratique. Les médecins, les avocats et les notaires font partie d'ordres professionnels chargés d'émettre le droit de pratique, d'examiner les plaintes venant du public, d'appliquer des sanctions aux membres fautifs et, bien entendu, de préserver l'intégrité et la bonne réputation de la profession. Par ailleurs, d'autres catégories de professionnels ou de technologues, par exemple les agronomes, les ingénieurs et les psychologues, forment des ordres professionnels qui ne sanctionnent pas le droit de pratique, mais qui reconnaissent leurs membres, parfois en leur donnant le droit de porter un titre spécifique. Ces ordres se donnent en général pour mandat de faire connaître la profession, de répondre aux questions et aux plaintes du public et exigent que leurs membres adhèrent à un code d'éthique et le respectent en tout temps dans l'exercice de la profession. C'est le cas de la thanatopraxie.

DROIT DE PRATIQUE ET ENCADREMENT

Les critères d'obtention du droit de pratique et les modes d'encadrement de la profession funéraire relèvent des états aux États-Unis, des pays, en Europe, et des provinces, au Canada. Ils varient grandement d'un état et d'une province à une autre. On sait, par exemple, qu'en Belgique et en Angleterre la profession funéraire s'est donné un code de déontologie, mais que l'Italie n'a ni code, ni diplôme, ni contrôle.

Aux États-Unis

Aux États-Unis, chaque état possède sa propre entité chargée de statuer sur le droit de pratique et de surveiller la profession. Ces entités sont le plus souvent appelées *board* ou conseils. Par exemple, en Caroline du Sud, c'est le South Carolina Board of Funeral Service qui est chargé de voir au bien-être de la profession. Ces conseils délivrent le permis de pratique, font passer les examens de diplomation aux étudiants des collèges de thanatologie, envoient des inspecteurs pour vérifier les installations funéraires et examinent les plaintes venant du public et des professionnels eux-mêmes. Tous les thanatologues américains reçoivent donc leur permis de pratique de ces conseils.

Les conseils sont formés de plusieurs personnes, dont des thanatologues certifiés, mais également de membres provenant du public en général. Par exemple, le Board of Funeral Directors and Embalmers en Arizona est formé de sept membres, dont trois représentent les citoyens de l'état. De ces trois membres, l'un doit être ou gérant ou propriétaire d'une entreprise sans lien avec l'industrie funéraire. Le Texas va encore plus loin, puisque des neuf membres constituant la Funeral Service Commission, cinq membres proviennent du public.

La pratique de nommer des gens du public au sein des organismes qui régissent la profession se justifie du fait que ces derniers sont chargés de protéger le public aussi bien que la profession et que les plaintes contre les professionnels sont généralement portées par des consommateurs lésés. Il relève donc de l'éthique que les intérêts des consommateurs soient représentés au sein de ces organismes.

Dans l'éventualité où un détenteur de permis commettrait un manquement grave au code de déontologie ou aux lois et règlements régissant la profession dans l'exercice de ses fonctions, il pourrait faire face à des sanctions, voire à une suspension de son droit de pratique. Selon les états, les infractions pouvant entraîner des sanctions vont de la publicité trompeuse ou mensongère à la grossière incompétence, en passant par la négligence et la pratique de la profession sans être titulaire d'un permis de pratique.

Aux États-Unis, plusieurs états encadrent de façon sévère le droit de pratique. En Caroline du Sud, par exemple, toute personne ayant pour tâche de conseiller les familles en deuil lors des arrangements funéraires doit être détentrice d'un permis de directeur de funérailles. La réglementation est similaire en Pennsylvanie, à l'exception qu'on permet au personnel ne possédant pas de permis de pratique de faire des arrangements funéraires lorsque le directeur de funérailles détenteur du permis est temporairement absent.

Au Canada

La province de l'Alberta, comme la plupart des provinces canadiennes, épouse le modèle américain des *boards*. Le Alberta Funeral Services Regulatory Board est constitué de six membres, dont trois du public et trois autres de l'industrie funéraire. En Ontario, c'est au Conseil des services funéraires qu'est confiée la mission de la surveillance de la profession. Ce conseil est formé de treize personnes, dont huit directeurs de funérailles et cinq membres provenant du public. Il est divisé en cinq comités qui se partagent les différentes tâches inhérentes à l'encadrement de la profession, de la délivrance des permis au fonds de compensation pour les consommateurs :

— le comité des permis se charge de la délivrance des permis aux praticiens ;

— le comité des plaintes examine les allégations de manque de professionnalisme ou d'incompétence faites contre les directeurs de funérailles ;

— le comité disciplinaire détermine les sanctions à appliquer contre les membres ;

— le comité du fonds de compensation voit au dédommagement des consommateurs lésés.

Il vaut la peine de s'attarder un peu sur ce dernier comité. Le comité du fonds de compensation dédommage les familles en deuil dans certains cas, notamment lorsque ces dernières ont résilié un contrat de préarrangements et que le capital et les intérêts encourus n'ont pas été dûment remboursés. La création de ce comité mérite d'être soulignée puisqu'elle démontre un réel souci du bien-être des consommateurs.

La province de l'Ontario exige également que tout contrat d'arrangements funéraires, qu'il soit convenu au préalable ou au moment du décès, soit signé par un directeur de funérailles titulaire d'un permis. Le Conseil des services funéraires de l'Ontario est toutefois d'avis que le directeur de funérailles devrait toujours rencontrer la famille lorsque les arrangements ont été planifiés par une personne ne possédant pas de permis de directeur de funérailles. Cela signifie donc qu'un employé sans permis peut, à la rigueur, rencontrer des familles et les conseillers dans la planification des arrangements funéraires. Le contrat proposé doit cependant être scrupuleusement vérifié et approuvé par le directeur de funérailles.

Au Québec

Au Québec, la situation est quelque peu différente des autres provinces en ce qui a trait au droit de pratique et à son encadrement. Il existe une corporation professionnelle chargée de la surveillance de la profession : la Corporation des thanatologues du Québec. Tous les membres faisant partie de la corporation s'engagent à respecter un code de déontologie strict destiné à protéger autant le public que la profession elle-même. La corporation exerce une autorité sur ses membres et possède un comité de discipline chargé d'examiner les plaintes venant du public et des membres. Un membre fautif peut recevoir des sanctions allant du simple avertissement à l'expulsion de la corporation.

Toutefois, le droit de pratique n'est pas délivré par la Corporation des thanatologues, mais par le ministère de la Santé et des Services sociaux, via la Régie régionale de la santé et des services sociaux. Pour obtenir le permis de thanatopracteur, une personne doit satisfaire aux exigences de la loi, c'est-à-dire être âgée de plus de 18 ans, être domiciliée au Québec, être détentrice d'un diplôme technique de thanatologie ou de toute autre institution reconnue équivalente et démontrer une connaissance suffisante des lois et règlements relatifs aux thanatopracteurs. Pour obtenir un permis de directeur de funérailles, c'est-à-dire un permis permettant l'opération d'un salon funéraire, et non pas un permis autorisant la pratique de la thanatopraxie, une personne doit être majeure, domiciliée au Québec et démontrer une connaissance suffisante des lois relatives au domaine funéraire. La personne qui désire obtenir ce type de permis doit de plus être propriétaire ou locataire d'un local comprenant une salle d'exposition d'au moins 35 mètres carrés de surface et tout le matériel nécessaire pour coordonner les services. Une personne peut aussi faire une demande de permis de directeur de funérailles au bénéfice d'une société ou d'une corporation. Comme on le voit, l'obtention du permis de directeur de funérailles est aisée puisque aucune formation spécifique n'est exigée, si ce n'est une connaissance des lois et règlements en vigueur.

Au Québec, on distingue donc deux catégories de professionnels œuvrant dans le domaine funéraire : les thanatopracteurs et les directeurs de funérailles. Le thanatopracteur ne peut pas prétendre agir à titre de directeur de funérailles de même que le directeur de funérailles n'est pas autorisé à pratiquer des thanatopraxies s'il ne possède pas les compétences requises. C'est donc dire qu'il y a des directeurs de funérailles qui ne sont pas thanatopracteurs de même qu'il y des professionnels qui sont autorisés à agir à la fois comme directeur de funérailles et comme thanatopracteur.

Au Québec, contrairement à la situation qui prévaut aux États-Unis et en Ontario, la profession se trouve encadrée par deux entités, l'une régissant le droit de pratique et l'autre, la surveillance de la profession. Comme il n'est pas obligatoire d'adhérer à la Corporation des thanatologues pour pratiquer, l'adhésion à son code d'éthique reste volontaire. Il n'en reste pas moins que le fait d'obtenir un permis de pratique entraîne certaines obligations inscrites dans des lois. D'ailleurs, lorsque le thanatopracteur reçoit son permis de pratique, il y est écrit que « ce permis vous crée l'obligation de donner des services de qualité et de respecter les exigences réglementaires relatives au type de votre permis ».

Le respect des législations propres aux professionnels du domaine funéraire est un préalable pour la conservation du permis de pratique. Ces lois sont la *Loi sur la protection de la santé publique* et la *Loi sur les arrangements préalables de services funéraires et de sépulture*. Évidemment, les thanatopracteurs et les directeurs de funérailles doivent observer toutes les autres lois en vigueur. Actuellement, les raisons pouvant entraîner un refus de renouvellement de permis sont assez peu nombreuses. Le permis de pratique n'est pas renouvelé lorsque le requérant est un failli non libéré ou si la corporation ou association qu'il représente est en faillite ou insolvable. Si, au cours des deux années qui précèdent la requête de permis, le requérant ou la société qu'il représente ont été déclarés coupables d'une infraction à la loi ou aux règlements relatifs à la *Loi sur la santé publique*, son permis de pratique ne sera pas renouvelé. Les conséquences sont identiques si la personne qui fait la demande de permis a été déclarée coupable, au cours des cinq années précédant la requête de permis, d'un vol ou d'une fraude ou de certaines autres infractions au Code criminel.

Si le fait d'obtenir un droit de pratique oblige le professionnel à observer les lois propres à la profession, il ne crée cependant pas l'obligation d'adhérer à un code de déontologie strict et précis. C'est précisément à ce niveau que se situe la faiblesse du modèle québécois. Par exemple, si un professionnel commettait un manquement à l'éthique professionnelle ou encore aux standards auxquels le public est en droit de s'attendre, mais que ce manquement ne constitue pas une infraction à la loi, le professionnel conserverait tout de même son droit de pratique. On imagine facilement qu'elles sont nombreuses les fautes qui peuvent être commises, qui sans être des infractions à loi, n'en sont pas moins inacceptables. Dans l'éventualité où un professionnel commettrait ce genre de faute et ferait partie de la Corporation des thanatologues, la corporation pourrait examiner la plainte et décider, par exemple, de rayer le membre fautif. Le problème, c'est qu'une fois le membre rayé de la corporation, il peut quand même continuer de pratiquer en toute impunité puisque la corporation ne régit pas le droit de pratique. On comprend aisément que les intérêts de la profession dans son ensemble, mais surtout les intérêts du public seraient probablement mieux servis si la corporation avait le contrôle du droit de pratique. Dans une profession comme la nôtre, où les gens que nous servons sont habituellement en état de crise ou encore « émotivement » ébranlés, il est impératif que le droit de pratique soit encadré de façon rigoureuse et qu'un code d'éthique commun ne soit pas une option, mais une condition à l'obtention et à la conservation du droit de pratique.

Au Québec, il est donc nécessaire d'être détenteur d'un permis de directeur de funérailles pour pouvoir opérer des installations funéraires. Dans la pratique, cependant, cela ne signifie pas que chacun des membres du personnel qui traite directement avec les familles en deuil doit être titulaire d'un tel permis. Considérant que la clientèle des salons funéraires est fragilisée par les événements, on pourrait ici encore trouver souhaitable que ceux qui ont pour tâche de planifier et d'organiser les funérailles ou de diriger les funérailles lors des cortèges soient des thanatologues certifiés. Quand on considère que les étudiants qui aspirent à obtenir un permis d'embaumeur doivent réussir, entre autres, des cours de psychologie du deuil et de la mort de même que des cours portant sur l'éthique ainsi que sur toutes les législations touchant le domaine funéraire, il semble absurde qu'on n'exige pas légalement des compétences particulières de la part de ceux qui transigent directement avec les consommateurs.

En France

La France, où la profession d'embaumeur connaît un essor, s'est donné une loi qui réglemente, en grande partie, tout ce qui touche le domaine funéraire sur le territoire français : la loi 93.23. Cette loi détermine, entre autres, les conditions préalables à l'obtention du droit de pratique ainsi que les règles que doivent observer les professionnels dans l'accomplissement de leurs tâches. Pour pouvoir obtenir le droit de pratique, qui se concrétise dans une habilitation préfectorale, une personne doit tout d'abord avoir passé le diplôme national. Il existe en France six institutions d'enseignement reconnues qui ont pour mission de former les thanatopracteurs. Toutefois, la durée de la formation varie grandement d'une école à l'autre.

Au niveau de la pratique comme telle, soulignons que les lois et règlements en France diffèrent sensiblement de ceux qui ont cours en Amérique du Nord. Outre que la loi offre aux familles françaises le choix de plusieurs modes de conservation et rend la thanatopraxie obligatoire pour des situations précises où la santé publique doit être protégée, elle réglemente avec minutie tous les produits utilisés dans le cadre de la thanatopraxie. Par ailleurs, les consommateurs français ont l'avantage de bénéficier de l'existence d'un organisme unique qui joue un rôle non négligeable au plan de l'éthique et de la déontologie.

En effet, il existe en France une association indépendante, l'Association française d'information funéraire (AFIF), qui a pour mandat de donner au public toute l'aide et le support nécessaires dans les différentes démarches découlant d'un décès. L'AFIF renseigne la population sur les législations relatives au domaine funéraire, les droits et recours des consommateurs et sur les différentes ressources existantes pour aider les personnes qui éprouvent des difficultés à vivre un deuil.

L'un des aspects les plus intéressants de l'AFIF, c'est qu'elle possède un programme d'affiliation qui permet aux gens de l'industrie funéraire d'être agréés par l'association. Un professionnel ou une corporation qui désire être agréé doit en contrepartie adhérer à une charte d'éthique et de qualité stricte. Cette charte exige des adhérents, par exemple, qu'ils respectent une politique de transparence et de communication des prix. Les membres doivent aussi s'engager à tenir compte des réelles possibilités financières des familles avec lesquelles ils transigent. L'AFIF refuse d'agréer les sociétés qui ne peuvent garantir qu'elles pourront se conformer au code de déontologie. De la même manière, une société qui transgresserait les règles de conduite de l'association se verrait rapidement exclure. L'AFIF met à la disposition du public une liste d'entreprises ayant fait l'objet de plaintes par des consommateurs. Cette liste donne les noms et coordonnées de ces entreprises ainsi que les lettres de commentaires des consommateurs lésés. Les familles en deuil peuvent donc consulter cette liste avant de faire le choix d'une entreprise de pompes funèbres.

OBLIGATIONS ET DEVOIRS DU THANATOLOGUE

Les obligations professionnelles et les devoirs moraux des thanatologues sont nombreux. On pourrait dire que tous les codes d'éthique ont une chose en commun, celle de refléter les standards les plus élevés auxquels le public est légitimement en droit de s'attendre. Puisqu'ils prennent soin des défunts et de leurs proches et qu'ils ont également pour charge de protéger la santé publique, les thanatologues ont des devoirs envers chacun des groupes de personnes avec qui ils transigent. Ils ont également à se comporter en bons citoyens corporatifs envers l'environnement.

Obligations de moyens

Puisque le genre humain a toujours modelé ce qui l'entourait pour satisfaire ses besoins, il semble naturel que sa propension à façonner son environnement se reflète aussi dans les rites funéraires. La contribution du thanatopracteur consiste à freiner un phénomène naturel : la décomposition. Le praticien modifie le cours normal des choses pour permettre la satisfaction d'un besoin. Ce besoin, c'est de pouvoir veiller un défunt sans être exposé aux inconvénients immanquablement créés par la décomposition. Mais quel rapport tout cela a-t-il à voir avec l'éthique professionnelle ? C'est que toute personne qui décède se dirige inexorablement vers une dégradation complète de tous les éléments qui la composent. Il convient donc de délimiter les obligations du thanatopracteur par rapport aux résultats qu'il doit obtenir en considérant que la thanatopraxie est un tour de force destiné à retarder la fatalité de la dégradation de la matière.

Comme tous les professionnels, le thanatopracteur a une obligation de moyens, mais non de résultats. Cela signifie qu'il se doit d'employer tous les moyens jugés raisonnables et suffisants pour arriver au résultat voulu. Il n'est malheureusement pas toujours possible de restaurer et de préserver adéquatement une personne décédée lorsque certaines complications graves existent. Tout comme le plus réputé oncologiste n'arrive pas à offrir une rémission à tous ses patients, le thanatopracteur n'arrive pas toujours à recréer l'apparence souhaitée par la famille. Heureusement, les progrès techniques ainsi que l'apparition de nouveaux produits permettent de diminuer chaque jour davantage le pourcentage de ces cas insolubles. Que faut-il donc retenir de tout cela ? Simplement que la décomposition est un phénomène naturel et que la thanatopraxie n'est qu'un moyen temporaire de l'empêcher. Il ne faut jamais présenter la thanatopraxie comme un moyen définitif de conservation d'une personne décédée. Par le passé, il est déjà arrivé que des professionnels vantent les mérites de l'embaumement en le présentant comme une cure à perpétuité contre la décomposition. Cette manière de considérer la thanatopraxie est risquée et confine à la fausse représentation, puisqu'il existe trop de variables sur lesquelles le thanatopracteur n'a aucun contrôle.

Devoirs envers les défunts

La tâche à laquelle on associe le plus souvent le thanatologue est la prise en charge des morts. Comme les personnes décédées ne peuvent veiller elles-mêmes au respect de leur propre dignité, il incombe donc au thanatopracteur de se faire le gardien de leur intégrité. Cela signifie que le thanatopracteur doit, à compter de la prise en charge du défunt jusqu'aux derniers instants des rites d'adieux, voir à ce que toutes les personnes impliquées dans le transport et dans la manipulation du défunt accomplissent leurs tâches de manière délicate et respectueuse. Dans la pratique de la thanatopraxie elle-même, il est tenu d'appliquer les meilleurs traitements connus de manière à satisfaire les attentes des endeuillés dans la mesure du possible, tout en protégeant la santé publique. En ce sens, il relève de sa responsabilité de toujours chercher à mettre à jour ses connaissances dans les domaines scientifiques et technologiques connexes. L'éducation continue est la pierre angulaire de sa compétence et la seule garante de sa capacité à remplir ses obligations à long terme.

Le thanatopracteur doit également accomplir ses tâches privément, c'est-à-dire qu'il doit restreindre l'accès au laboratoire durant une thanatopraxie. Il arrive souvent que des gens curieux fassent la requête d'assister à un embaumement. Même si le thanatopracteur a le devoir d'être transparent et d'informer le plus possible le public sur la nature de sa profession, il ne doit jamais faire l'erreur de laisser un curieux en mal de sensations fortes assister à un embaumement. La préparation d'un défunt n'est pas un spectacle et, soyons honnêtes, qui confierait l'un de ses proches à un thanatologue reconnu pour laisser tout un chacun assister à la thanatopraxie.

Devoirs envers les endeuillés

Envers les endeuillés, le thanatologue se doit d'être d'une honnêteté et d'une intégrité irréprochables. Cela signifie qu'il doit conseiller objectivement les familles dans l'organisation des derniers rites, sans pour cela chercher à influencer leurs choix dans le but de servir ses propres intérêts financiers. Un professionnel digne de ce nom devrait faire passer les besoins de ceux qu'il sert avant les siens. C'est pourquoi les sommes versées au directeur de funérailles lors d'un contrat de préarrangement doivent être déposées en fiducie dans les plus brefs délais ; ces sommes produisent, avec le temps, des intérêts qui s'additionnent au capital. En tout temps, il doit respecter ses clients en tant que consommateurs sans jamais chercher à tirer profit de leur manque d'expérience en matière de décès ou de leur état de confusion.

Le thanatologue est souvent appelé à rendre des services à différentes communautés culturelles. Il est alors de son devoir de servir toutes les familles avec le même professionnalisme, sans égard à la classe sociale, à la race, à la religion ou à tout autre signe distinctif pouvant faire l'objet de discrimination, tout en s'efforçant de s'adapter à leurs coutumes dans la mesure du possible.

Évidemment, le thanatologue doit traiter les familles avec respect, compassion, douceur, patience et compréhension. Si la mort et tout ce qui s'y rattache sont devenus pour lui un terrain familier, il n'en va pas de même pour ceux qui requièrent ses services, souvent pour la première fois. Sa tâche ne se limite pas à l'organisation des funérailles ; il se doit d'être un conseiller en matière de deuil. S'il n'est ni un officiant religieux, ni un psychologue, il devrait cependant être en mesure de diriger les personnes en difficulté vers des ressources ou des organismes d'aide adéquats. La règle d'or, c'est de traiter les endeuillés de la même manière qu'on voudrait soi-même être traité. En ayant une telle attitude, il est pratiquement impossible de faire fausse route.

La confidentialité est également une autre obligation du thanatologue. Tout comme le médecin est lié par le secret professionnel, le directeur de funérailles et l'embaumeur sont tenus à la confidentialité. Lorsque survient un décès, il arrive souvent que le professionnel du funéraire soit la première personne à qui les proches du défunt pourront parler des circonstances ayant entouré la mort. Il est du plus strict devoir du thanatologue de ne jamais briser ce lien de confiance. Son oreille doit être comme un puits sans fond. Il ne faut jamais divulguer des informations concernant la situation financière du défunt ou de ses proches. Les causes et circonstances d'un décès sont aussi confidentielles. Selon Todd Van Beck, auteur du livre *Winning ways, The Funeral Profession's Guide to Human Relations* : « le meilleur moyen de ne jamais divulguer une confidence, c'est encore de l'oublier. »

Devoirs envers ses pairs

Envers ses pairs, le professionnel du domaine funéraire a également des devoirs et des obligations. Chacun devrait faire les efforts nécessaires pour favoriser le développement et la diffusion des nouvelles techniques et nouveaux procédés. Il arrive souvent qu'un thanatopracteur connaisse ou découvre une technique permettant de résoudre un problème particulier. Dans cette situation, deux choix s'offrent alors à lui : garder secrètes ses connaissances, ou les partager avec ses pairs. S'il peut être profitable, au plan individuel, de garder pour soi des méthodes particulièrement efficaces, cela est désastreux au niveau de la profession dans son ensemble. Tous les embaumeurs consciencieux aspirent légitimement à devenir respectés et réputés. C'est pourquoi la tentation de conserver secrètes ses « recettes miracles » se présentera inévitablement. Mais il faudra y résister. On imagine facilement que, si la médecine avait cultivé cette attitude, de nombreuses vies n'auraient pu être sauvées. C'est pourquoi, si talentueux que soit un thanatopracteur, il doit se rappeler qu'il fait partie d'un grand tout beaucoup plus important : la profession dans son entier. Ce n'est donc qu'en favorisant la circulation de l'information que la profession s'épanouira, atteindra sa pleine maturité et gagnera la respectabilité à laquelle elle aspire. Cette meilleure réputation de la profession auprès du public ne peut qu'être profitable individuellement, puisque chaque membre de l'establishment funéraire jouira d'une plus grande confiance de la population. En conclusion, considérer ses pairs comme des confrères plutôt que comme des compétiteurs est l'attitude la plus souhaitable.

ESSOR DE LA PROFESSION

Outre les pays où les préjugés contre la profession sont tenaces — telle l'Irlande où la Irish Association of Funeral Directors réglemente actuellement l'entrée dans la profession dans le but d'en filtrer l'accès et d'améliorer son image publique —, de plus en plus de personnes sont attirées par la profession de thanatopracteur. On peut supposer que cet engouement est attribuable au fait que les médias, anciens et nouveaux, ont contribué à faire connaître la profession au grand public, notamment en Amérique du Nord.

En France, la popularité accrue de la profession passe par la faveur accordée à la thanatopraxie elle-même et les besoins grandissants de la population, ce qui entraîne une expansion des entreprises de pompes funèbres et des besoins de diplomation en thanatopraxie. Mais, comme au Québec et dans toute l'Amérique du Nord, les entreprises funéraires y sont pour la plupart des entreprises familiales indépendantes, et on estime que le manque de relève dans ce type d'entreprises explique en bonne partie l'attrait qu'exerce la profession.

En effet, la transmission des connaissances du métier de thanatologue se faisait traditionnellement de père en fils en Amérique du Nord. Toutefois, bien des entreprises familiales ont fini par ne plus pouvoir assurer une relève parmi les membres de la famille fondatrice. Il est donc devenu nécessaire de former des « non-initiés » afin qu'ils développent les capacités professionnelles requises pour voir au bon fonctionnement des entreprises. Ce n'est pas tout à fait un phénomène nouveau en Amérique. Il y avait autrefois ce qu'on appelait des embaumeurs ambulants. Ces professionnels ne provenaient habituellement pas de familles dirigeantes d'entreprises. Ils étaient formés exclusivement pour accomplir des embaumements et ils desservaient souvent plusieurs entreprises sur un même territoire.

Il existe encore de nos jours des thanatopracteurs sur appels ou ambulants. Cependant, cette catégorie de professionnels tend à se raréfier, surtout dans les grandes villes. Les entreprises funéraires ont de plus en plus tendance à recruter des thanatologues qui travaillent exclusivement pour eux et qui sont plus polyvalents. Il n'est pas rare qu'un thanatopracteur ait de multiples fonctions au sein de l'entreprise funéraire. Par exemple, il peut agir comme conseiller auprès des familles lors des arrangements ou encore effectuer les tâches relatives au transport des personnes décédées. Certaines grandes entreprises fragmentent plus ou moins les tâches et certaines ont à leur emploi des professionnels qui n'ont pour seule fonction que de préparer les personnes décédées en vue de l'exposition.

Actuellement, la popularité croissante du métier incite de nombreuses personnes à s'engager dans la profession, sans nécessairement connaître la nature du travail ni les qualités requises pour y réussir. Bien des gens commettent l'erreur de faire ce choix de carrière parce qu'ils sont fascinés par la mort et par tout ce qui est morbide. Il va de soi que ce genre de motivation est absolument inadéquate si on espère devenir un thanatologue compétent et respecté. Les personnes motivées de la sorte finissent souvent par abandonner en cours de route lorsqu'ils prennent conscience des difficultés que représente la thanatopraxie, mais aussi lorsqu'ils saisissent que la mort, dans la vraie vie, n'a rien à voir avec ce qu'ils ont pu voir dans les séries télévisées à succès ou les films d'horreur.

HABILETÉS ET APTITUDES DU THANATOPRACTEUR

Les qualités et les aptitudes qu'il est souhaitable de retrouver chez un thanatologue sont nombreuses. D'une part parce que les tâches qu'il devra effectuer au sein de l'entreprise funéraire sont multiples et, d'autre part, parce que la nature même de la profession, celle de prendre en charge les défunts, le place dans une catégorie bien singulière. Il ne faut jamais perdre de vue que le thanatologue dispense des services dont la population aimerait bien pouvoir se passer. Si nécessaire soit-il de mettre ses morts en terre, cela n'en est pas moins pénible pour autant. Le domaine funéraire transige donc avec une clientèle particulière qui exige des attentions inhabituelles par rapport à d'autres types de commerces. Le thanatologue, parce qu'il entre en action dans un moment de crise et de confusion dans la vie des gens, doit donc posséder plusieurs atouts s'il espère faire une différence dans la vie des endeuillés.

Esprit scientifique

L'exercice de la thanatopraxie requiert, à lui seul, une armada d'aptitudes. Il faut tout d'abord avoir un bon esprit d'analyse et un penchant pour les sciences. Le thanatopracteur qui ne posséderait pas ces atouts serait condamné à ne jamais comprendre ce qu'il fait et appliquerait bêtement des recettes, ce qui le handicaperait lourdement dans la recherche de solutions adaptées aux divers cas qui se présentent à lui.

Persévérance, sens de l'observation et de l'esthétique

Contre toute attente, s'il est une qualité importante pour avoir du succès dans cette profession, c'est bien la persévérance. Le traitement des cas difficiles exige souvent une ténacité hors de l'ordinaire, que tout le talent du monde n'arriverait pas à compenser. Le thanatopracteur aura beau avoir une grande dextérité, ce qui en dernière analyse fera toute la différence sera son sens de l'observation et son sens de l'esthétique, deux qualités absolument indispensables, ses meilleurs alliés. Puisqu'il a pour mission de reproduire une apparence naturelle — qui parfois correspond à une période relativement éloignée précédant la maladie de la personne — et ce, avec la plus grande précision, le thanatopracteur doit pouvoir cerner rapidement toute anomalie dans l'apparence d'un sujet et être capable d'apporter les correctifs appropriés. Il va de soi que le métier exige de la patience et de la créativité.

Disponibilité et flexibilité

Les conditions de travail du thanatopracteur épousent les aléas de la mort et ont un impact sur son mode de vie. Comme la mort est un événement impossible à planifier — les gens ne meurent pas du lundi au vendredi entre 9 h et 17 h —, la profession exige souvent de ses membres qu'ils entrent en fonction à toute heure du jour ou du soir, et aussi lors des jours fériés. Une personne qui ne pourrait supporter de travailler les fins de semaine (*week-ends*) serait probablement malheureuse dans ce métier.

Sens du sacré

Puisque les thanatopracteurs travaillent directement avec les personnes décédées, ils doivent faire preuve d'un grand respect et avoir ce qu'on pourrait appeler le sens du sacré. Il ne faut jamais perdre de vue que le cas que le thanatopracteur s'apprête à traiter n'est pas seulement un cas. Il est toujours la personne que quelqu'un, quelque part, aime le plus au monde.

Capacité d'écoute et empathie

Ceux qui, dans le cadre de leurs fonctions, transigeront directement avec les endeuillés ont une tâche des plus délicates. Puisqu'ils sont les personnes que les familles éprouvées rencontreront, ils représentent à la fois le professionnalisme de l'entreprise pour laquelle ils travaillent, mais aussi celui de la profession tout entière. Ces personnes doivent avoir une grande capacité d'écoute. Les mots sont parfois bien inutiles dans la douleur, mais une oreille tendue est toujours appréciée. L'empathie, cette capacité de se placer dans les souliers de l'autre, est une qualité inestimable lorsqu'on doit conseiller des personnes qui viennent de perdre un être cher.

Tact et diplomatie

Le thanatologue devrait aussi posséder tact, diplomatie et aussi être en mesure de s'exprimer convenablement. Les mots, dit-on, sont le support matériel de la pensée. Une personne incapable de s'exprimer d'une manière correcte intimiderait probablement certaines familles et créerait des situations de confusion. La communication est la clé de voûte de toute rencontre interpersonnelle.

Gestion du stress

Les professionnels du funéraire qui travaillent avec le public doivent également savoir gérer leur stress. Puisqu'il arrive à l'occasion que les funérailles génèrent des situations de crise, il est impératif que le thanatologue représente toujours le calme au milieu de la tempête. Les personnes au tempérament calme auront probablement une plus grande facilité à s'intégrer dans ce genre de travail.

Toutes ces qualités assureront au thanatopracteur d'épouser avec plus de facilité les règles de comportements propres au code d'éthique et de déontologie de la profession.

LA PRÉPARATION DU CORPS

4

Dans les salons funéraires d'Amérique, on procède à la thanatopraxie dans une pièce appelée laboratoire. Le laboratoire est plus ou moins grand selon le nombre de décès que l'entreprise prend en charge annuellement. Dans les plus grandes entreprises, il est immense et contient plusieurs postes de travail où les thanatopracteurs travaillent simultanément. Dans les petites entreprises, le laboratoire peut ne comprendre qu'un poste de travail (figure 4.1).

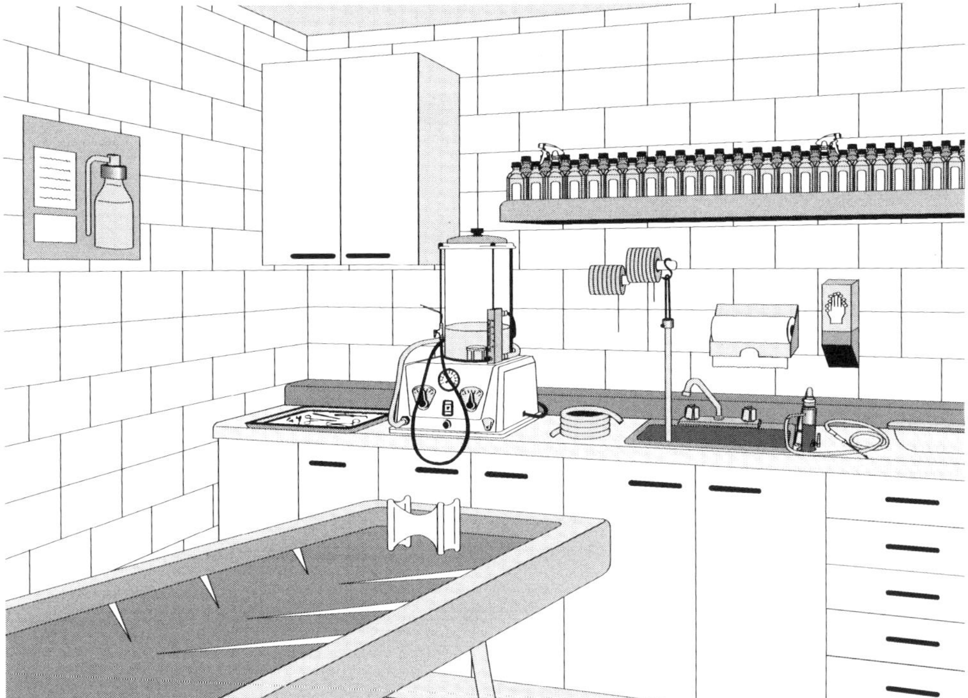

FIGURE 4.1
Laboratoire de thanatopraxie

Un poste de travail est composé d'une table de thanatopraxie et de tout l'équipement nécessaire au traitement d'un défunt. Toutes les surfaces du laboratoire, soit le plancher, les murs, les armoires et étagères sont faites de tuiles ou de matières non poreuses. Puisque la protection de la santé publique est une priorité dans le traitement des personnes décédées, il est essentiel que l'environnement de travail dans lequel on procède à la thanatopraxie soit facile à nettoyer et à désinfecter. Si les planchers étaient faits d'une surface poreuse, par exemple du béton, les bactéries pourraient s'y incruster et proliférer.

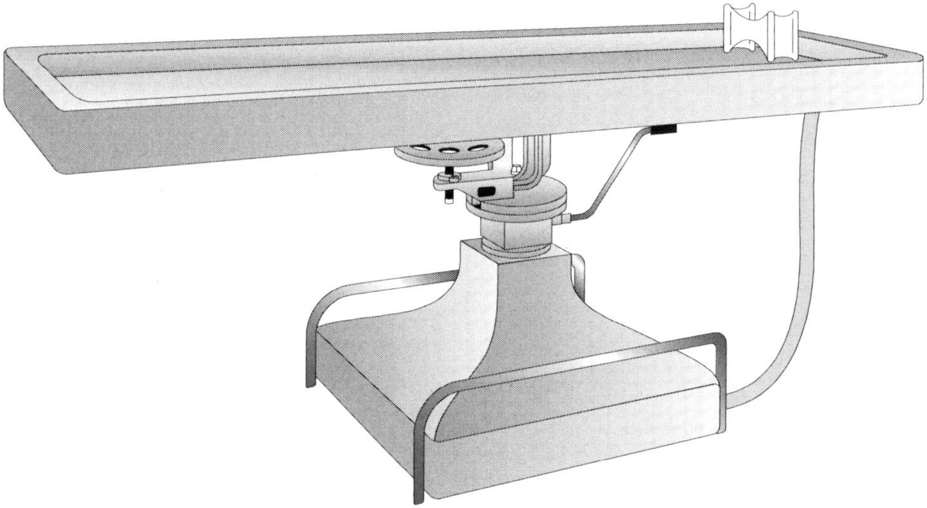

FIGURE 4.2
Table de thanatopraxie

Au centre de la pièce ou du poste de travail se trouve la table de thanatopraxie (figure 4.2). Cette table peut être faite de divers matériaux comme l'acier inoxydable ou la fonte émaillée. On peut l'incliner, la faire pivoter et on peut en ajuster la hauteur. À une extrémité de la table, un drain connecté au plancher évacue les liquides qui pourraient s'accumuler sur la table pendant le traitement. De nos jours, en France, comme il est possible pour une famille de demander au thanatopracteur de venir à domicile pratiquer les soins de conservation, les thanatopracteurs français n'utilisent guère de table de thanatopraxie.

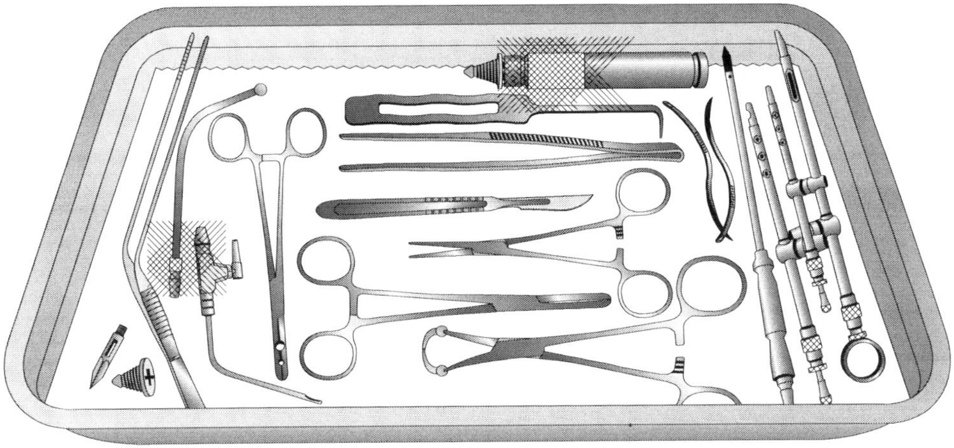

FIGURE 4.3
Principaux instruments de la thanatopraxie. À gauche : écarteur veineux, canule d'aspiration et d'injection. De haut en bas : applicateur de boutons de trocart, crochet à anévrisme, pince mousse, bistouri, diverses pinces. À droite : aiguille serpentine, trocart, tube de drainage.

Le laboratoire comprend généralement plusieurs espaces de rangement contenant les produits et accessoires nécessaires au travail du thanatopracteur. Les instruments et appareils utilisés au cours de la thanatopraxie varient à chaque étape de la procédure (figure 4.3).

Tous les laboratoires de thanatopraxie sont équipés d'un système de ventilation assez puissant pour aspirer les vapeurs que dégagent les produits chimiques employés au cours du traitement ainsi que les microorganismes en suspension dans l'air ambiant.

MESURES DE PROTECTION

On sait désormais qu'entrer en contact avec une personne décédée qui n'a pas été embaumée présente des risques pour la santé. Cela est si vrai que plusieurs pays d'Europe ont légiféré pour interdire tout soin de conservation et toute exposition en présence de certaines maladies contagieuses. Au Canada et aux États-Unis, où la famille peut tout de même choisir d'exposer leur défunt, le professionnel doit donc se protéger lui-même en portant une foule de vêtements et d'accessoires visant à créer une barrière physique entre sa personne et les bactéries et virus qui se trouvent dans son environnement de travail (figure 4.4). Il doit le faire en tout temps, et ce, avant même de commencer la thanatopraxie. Bien que le certificat de décès remis au

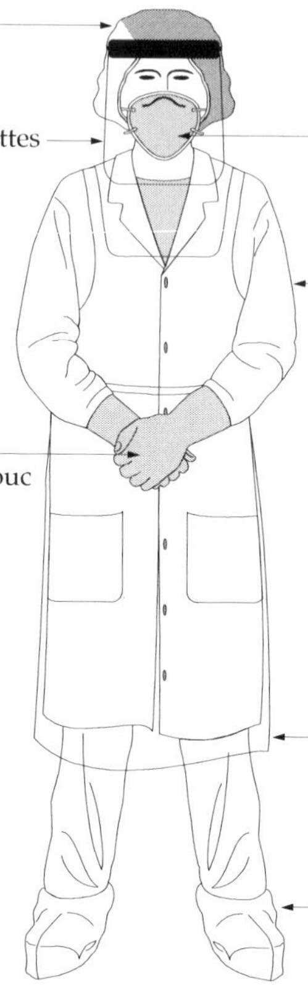

FIGURE 4.4
Vêtements de protection recommandés au thanatopracteur

thanatologue au moment de la prise en charge de la dépouille comprenne une section faisant état des causes du décès, le thanatopracteur doit toujours se protéger comme s'il était en présence d'un cas pouvant présenter des risques de contagion. C'est qu'il arrive souvent que les informations sur le certificat soient illisibles ou qu'une maladie contagieuse n'ait pas été diagnostiquée faute d'être la cause immédiate du décès. Par exemple, un homme qui perd la vie dans un accident de voiture peut très bien être atteint de l'hépatite B ; sur le certificat de décès, on ne lira que « traumatismes multiples ». Pourtant, cette dépouille représente un grand risque pour le thanatologue s'il ne prend pas les mesures de protection appropriées. C'est pour cette raison que, dans l'exercice de ses fonctions, le professionnel doit prendre des précautions universelles. Les vêtements portés par le thanatopracteur sont habituellement un sarrau, un tablier de plastique, un masque couvrant le nez et la bouche, un couvre-chef, des gants de latex ou de caoutchouc, une visière ou des lunettes de protection, en plus de protections jetables qu'il place par-dessus ses souliers. Puisqu'il est toujours possible que des microbes se trouvent sur le plancher du poste de travail, les protège-souliers empêchent que le professionnel ne ramène chez lui des microbes pouvant infecter les membres de sa famille. Pour minimiser les risques d'infection lors de blessures avec les instruments, on voit également à les faire tremper dans un bac contenant un désinfectant pendant toute la durée de la thanatopraxie (figure 4.5). Le thanatopracteur peut ainsi déposer chaque instrument qu'il vient d'utiliser dans la solution désinfectante. De cette façon, les instruments demeurent relativement propres et désinfectés.

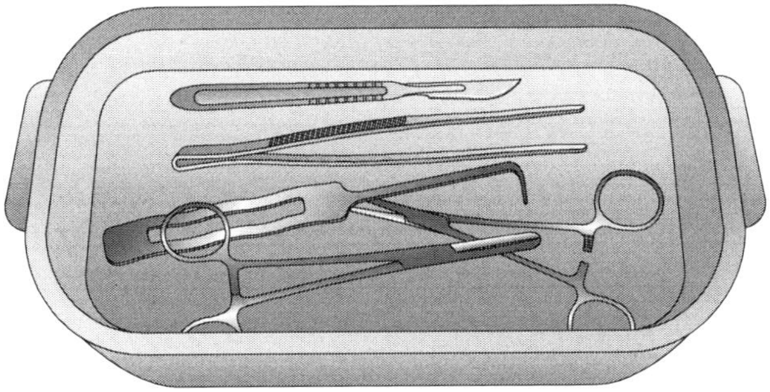

FIGURE 4.5
Désinfection des instruments servant à la thanatopraxie. On doit faire tremper les instruments dans un bac de désinfectant pendant toute la durée des soins de conservation.

DÉSINFECTION

Lorsque le thanatologue a enfilé les vêtements de protection appropriés, le traitement peut commencer. La personne décédée est tout d'abord placée au centre de la table, la tête reposant sur un appuie-tête, puis débarrassée de ses vêtements ou de son linceul. Par respect, on recouvre ses parties génitales d'un morceau de tissu.

La dépouille est ensuite désinfectée à l'aide d'un désinfectant mortuaire conçu pour cet usage. Toutes les parties du corps en sont enduites, mais une attention particulière doit être portée aux orifices naturels tels le nez, la bouche, les oreilles et les yeux, puisqu'ils constituent des réservoirs importants de microorganismes pathogènes. Après avoir laissé agir le désinfectant quelques minutes, on nettoie minutieusement les orifices afin d'enlever les sécrétions qui pourraient s'y trouver. Habituellement, cette opération est pratiquée avec du coton, une pince-mousse et un crochet à anévrisme (figure 4.6).

En plus de nettoyer et de désinfecter le corps, cette première asepsie rend l'environnement de travail du professionnel plus sécuritaire et plus agréable en éliminant les odeurs qui pourraient être présentes.

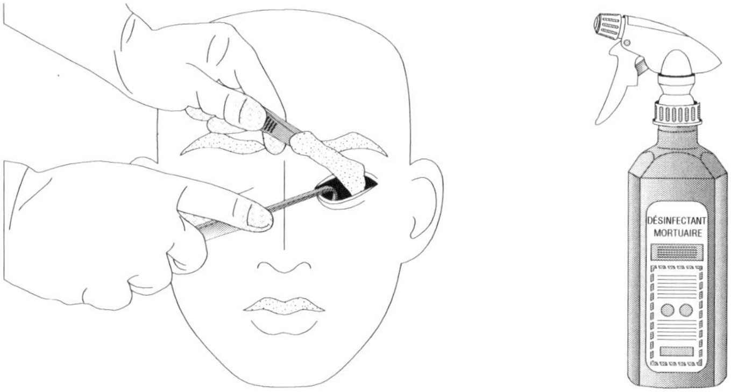

FIGURE 4.6
Désinfection d'un orifice à l'aide d'une pince mousse recouverte de coton imbibé de désinfectant et désinfectant servant à la vaporisation sur le corps

MOUVEMENTS CONTRE LA RIGIDITÉ CADAVÉRIQUE

Lorsqu'une personne décède, un phénomène appelé rigidité cadavérique s'installe dans les heures qui suivent. La rigidité cadavérique est une raideur qui atteint la musculature et qui s'apparente à une contraction musculaire. On a longtemps cru que ce phénomène était causé par une accumulation d'acide lactique dans les muscles de la dépouille. Plus récemment toutefois, la science a démontré que la présence de cette dernière substance était sans rapport avec l'apparition de la rigidité cadavérique. La théorie la plus valable à l'heure actuelle explique l'apparition de ce phénomène par une accumulation de calcium dans la musculature après la mort. Autrement dit, lorsqu'elles sont en vie, les cellules musculaires ont besoin de calcium pour pouvoir se contracter, mais une fois le muscle contracté, la présence d'une substance, appelée adénosine triphosphate (ATP), est nécessaire pour induire le relâchement du muscle. Dans les heures qui suivent le décès, les cellules du corps deviennent incapables de se débarrasser des ions calcium. L'accumulation de ces ions calcium dans les cellules musculaires provoque donc la contraction des muscles, mais comme les cellules du corps ne produisent plus d'ATP après la mort, il devient impossible pour les muscles de se relâcher. La relaxation musculaire ne surviendra que lorsque la décomposition aura commencé à dégrader les cellules musculaires elles-mêmes.

Étant donné que la rigidité cadavérique interfère avec une apparence détendue et qu'elle comprime les vaisseaux sanguins qui seront utilisés pour embaumer le sujet, il est important de briser cette rigidité. Pour ce faire, on doit faire faire des mouvements de flexion, de rotation et d'extension aux membres du corps. Par exemple, on pliera et dépliera le bras du défunt plusieurs fois. Ces « exercices » (faute d'un meilleur terme) rendront les membres du défunt plus flexibles et faciliteront par conséquent une posture détendue.

LAVAGE

Si le désinfectant utilisé au début de la thanatopraxie vise à détruire la majorité des microorganismes présents à la surface du corps du défunt, il n'enlève cependant pas la saleté et les huiles qui peuvent le souiller. Il convient donc de laver la dépouille avec un savon germicide, ce qui complète la première asepsie. À ce moment du traitement, les ongles du défunt sont nettoyés et taillés. Arrive ensuite l'étape du rasage du visage du sujet. Bien que les femmes n'aient pas de barbe, on rase quand même leur visage, car souvent elles ont un duvet qui peut interférer avec le maquillage qui sera appliqué à la toute fin de la thanatopraxie.

À cette étape, le professionnel est en mesure de faire une évaluation du cas qu'il a sous la main. Comme le médecin qui prescrit un remède différent pour chaque maladie, le thanatopracteur applique un traitement différent et adapté à chaque sujet qu'il traite. Y a-t-il des signes de décomposition, des décolorations visibles telles des ecchymoses ? Est-ce que la personne est déshydratée, anormalement maigre ou, au contraire, œdémateuse ? Est-ce que l'accumulation de liquide dans les tissus est localisée ou généralisée ? Ces questions ne sont que quelques-unes des interrogations auxquelles doit répondre le thanatopracteur et qui feront grandement varier le traitement à appliquer.

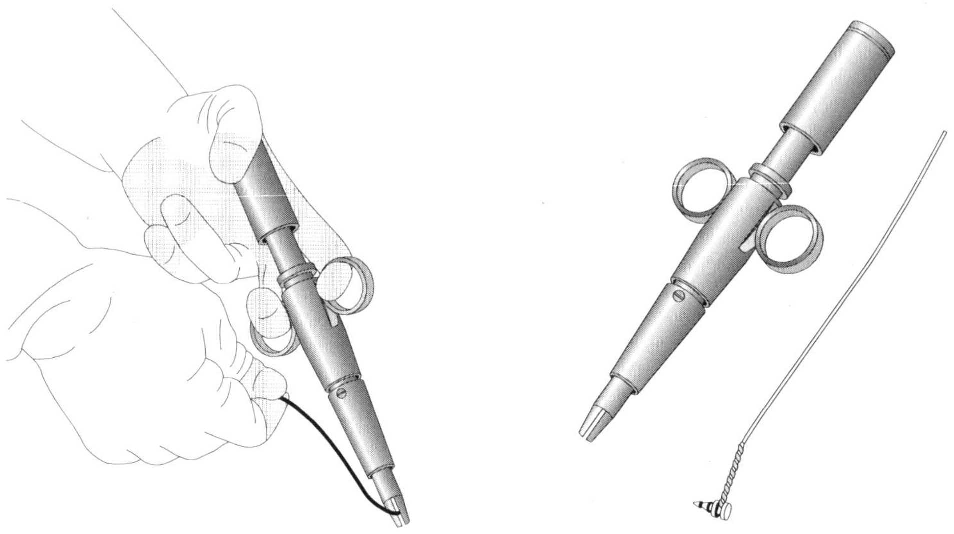

FIGURE 4.7
Lance-agrafe et technique d'utilisation de la lance-agrafe

FERMETURE DE LA BOUCHE

Après avoir lavé et désinfecté le défunt, brisé la rigidité cadavérique et fait l'évaluation du cas, le thanatopracteur procède à la fermeture de la bouche et des yeux. Plusieurs méthodes de fermeture de la bouche sont employées dans les laboratoires de thanatopraxie. Cependant, l'une des techniques les plus populaires et des plus faciles à utiliser est la fermeture à l'aide d'une lance-agrafe (figure 4.7). Cet instrument ressemble un peu à une grosse seringue et est fait de métal chromé. À son extrémité la plus étroite, on insère une agrafe à laquelle est attaché un fil de métal. Lorsque l'on appuie fortement sur l'autre extrémité de la lance-agrafe avec le pouce et que les doigts sont insérés dans les anneaux latéraux, un ressort se remonte et se relâche ensuite, ce qui crée une forte pression sur l'agrafe.

Une agrafe est fixée dans la mâchoire du haut au milieu de la bouche, vis-à-vis du nez, juste sous les lèvres (figure 4.8). Puis, la même opération est répétée dans la mâchoire du bas, en ligne droite avec l'agrafe insérée dans la mâchoire du haut. Une fois les deux agrafes solidement en place, on attache ensemble les deux fils de métal qui y sont reliés, ce qui maintient les mâchoires fermées.

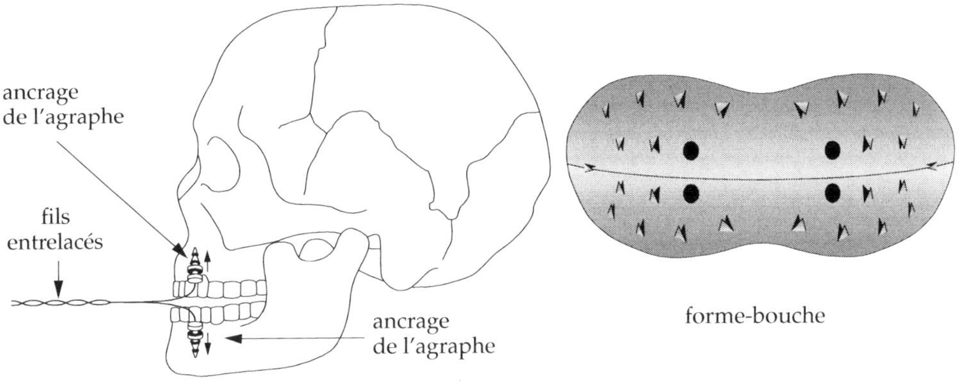

FIGURE 4.8
Ancrage des agrafes dans les mâchoires et forme-bouche ou dentier artificiel

Il arrive souvent que le sujet n'ait plus de dents et que ses prothèses dentaires soient manquantes. Le thanatopracteur doit alors remodeler la bouche en utilisant une technique appropriée. L'une des techniques recommandées consiste à placer dans la bouche du défunt un dentier artificiel appelé forme-bouche. Ces dentiers artificiels sont manufacturés spécialement pour cet usage et produisent souvent des résultats étonnants.

FERMETURE DES YEUX

Dans les heures qui suivent le décès, les yeux du défunt s'enfoncent dans les orbites et le globe oculaire s'affaisse. Ces phénomènes sont principalement causés par la déshydratation de l'œil. Habituellement, les yeux de la dépouille sont plus ou moins creux et il faut remédier à la situation si l'on veut arriver à des résultats qui semblent naturels. Pour redonner une forme normale aux yeux du défunt, on place sous les paupières un couvre-œil (figure 4.9). Cet accessoire de

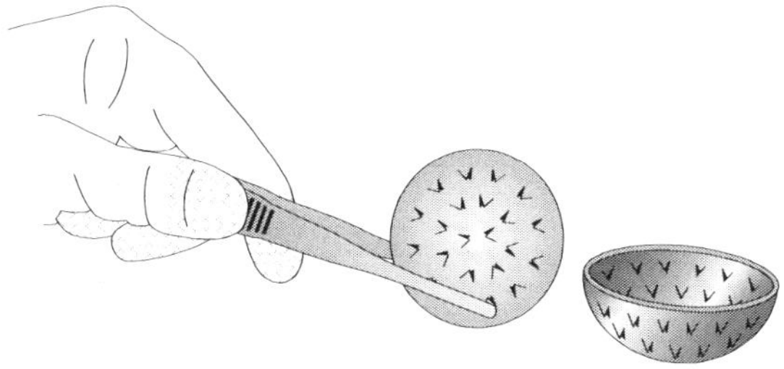

FIGURE 4.9
Couvre-œil

forme circulaire ou ovale imite les contours normaux de l'œil en plus de maintenir les paupières fermées. Il faut savoir que la surface d'un couvre-œil est recouverte d'aspérités rugueuses qui empêchent les paupières d'ouvrir. Habituellement, le couvre-œil est inséré à l'aide d'une pince-mousse pendant que la paupière est délicatement soulevée à l'aide d'un crochet à anévrisme.

HYDRATATION

La déshydratation est responsable de l'affaissement du globe oculaire, mais elle est également source de bien des complications pour le thanatopracteur. Voyons d'abord comment se manifestent la déshydratation et son impact sur la dépouille. Pendant la vie, un individu perd constamment de l'eau par le biais de la transpiration. Cette eau perdue est remplacée par l'eau contenue dans les boissons et aliments qu'il consomme. Même si le mécanisme de transpiration cesse après le décès, en revanche les liquides contenus dans le corps s'évaporent graduellement dans l'air, un peu comme un tissu mouillé finit par sécher à la longue. Cette déshydratation, si elle devient excessive, occasionne la formation de plis disgracieux aux lèvres et aux yeux, en plus de rendre la peau très foncée et rigide comme du cuir. La déshydratation est certes incompatible avec une présentation soignée du défunt, d'autant plus qu'elle force à utiliser du maquillage opaque dont les résultats sont moins naturels. Il faut donc protéger la peau du sujet en appliquant une couche de crème à massage (figure 4.10),

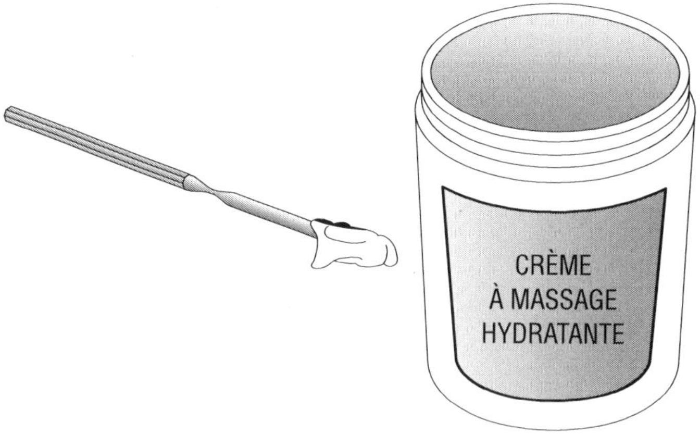

FIGURE 4.10
Crème hydratante permettant la réhydratation de la peau et la base du maquillage

particulièrement au niveau du visage et des mains. Cette crème ressemble un peu aux crèmes hydratantes ordinaires, à cette différence qu'elle est habituellement beaucoup plus grasse. L'application de crème à massage possède également la qualité de préparer la peau du défunt à recevoir le maquillage à la fin de la thanatopraxie. Le maquillage s'étend plus uniformément et sera plus transparent sur une peau bien hydratée.

PRÉPARATION DES VAISSEAUX SANGUINS

On termine la préparation du corps en soulevant les différents vaisseaux sanguins qui seront utilisés au cours de l'étape suivante de la thanatopraxie, soit l'injection artérielle. En fonction de l'état du défunt que l'on doit traiter, on sélectionne un ou plusieurs sites d'injection. La plupart des artères sont accompagnées d'une veine. Cependant, le site le plus utilisé pour effectuer l'injection artérielle est celui de l'artère carotide et de la veine jugulaire. Ce point d'injection offre plusieurs avantages, notamment d'offrir des vaisseaux assez gros pour insérer les instruments et d'être situé près du cœur.

L'artère, la veine et le nerf sont des structures reliées ensemble par une enveloppe de tissu fibreux, l'aponévrose (figure 4.11). On pourrait comparer l'ensemble formé de l'artère, de la veine et du nerf à un fil électrique : la partie visible, la gaine isolante contenant les trois fils, serait l'aponévrose. Pour atteindre les vaisseaux désirés afin de les préparer à l'injection, on doit disséquer l'aponévrose. À l'aide d'un bistouri, une incision de quelques centimètres est pratiquée au-dessus de la route qu'empruntent les vaisseaux sanguins. À l'aide d'une pince-mousse et d'un crochet à anévrisme, les tissus contenant les vaisseaux sont disséqués, jusqu'à ce qu'il soit possible de dégager

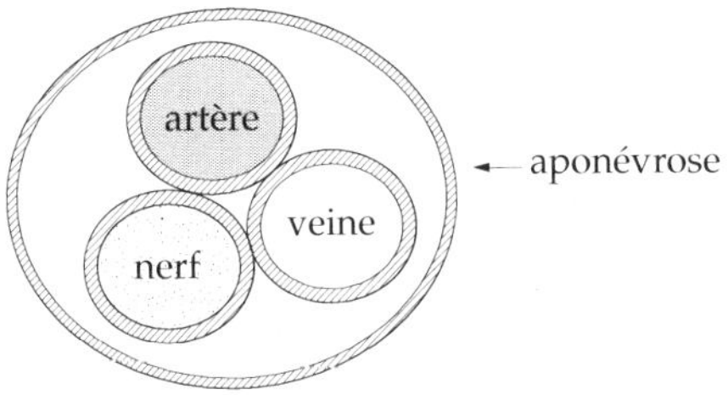

FIGURE 4.11
Aponévrose. L'aponévrose est la structure qui entoure l'ensemble formé par la veine, l'artère et le nerf.

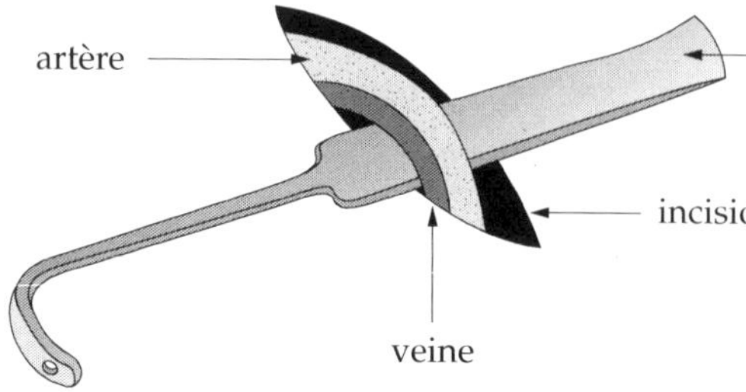

FIGURE 4.12
Préparation de l'artère et de la veine pour l'injection artérielle

complètement les vaisseaux à utiliser (figure 4.12). Dans chaque cas, une artère et une veine sont soulevées. Chacun de ces vaisseaux est ensuite incisé afin de permettre l'insertion des instruments qui serviront à l'injection et au drainage. Le nerf n'a aucune utilité dans le processus de la thanatopraxie.

Lorsqu'on prélève la veine pendant la dissection, il importe de savoir que son aspect est très différent de celui de l'artère. Les veines s'apparentent à un tuyau qui serait fait de cellophane. Lorsqu'elles contiennent du sang, elles sont gonflées. Au contraire, lorsqu'elles sont vides, elles sont aplaties. Puisqu'elles sont transparentes, les veines sont très faciles à distinguer lorsqu'elles sont gorgées de sang puisqu'elles ont l'aspect d'une masse bleutée. Par contre, une veine vide est assez difficile à repérer.

Le choix des sites de prélèvement, la technique d'injection et de drainage ainsi que les types de fluides artériels sont discutés en détail au chapitre 5.

L'INJECTION ARTÉRIELLE 5

La préservation est un phénomène qui se passe principalement au niveau des cellules. Le principe de base de l'injection artérielle est d'injecter un liquide contenant des préservatifs chimiques via une artère de l'organisme. Ce fluide emprunte la même route que le sang à travers le réseau d'artères et d'artérioles pour se rendre dans tous les tissus et organes du corps. Pour comprendre la procédure de l'injection artérielle, il est donc essentiel de comprendre le fonctionnement de la circulation sanguine.

SYSTÈME CIRCULATOIRE

Le cœur est l'organe qui pompe le sang et le fait circuler partout à travers l'organisme. Le sang véhicule ainsi l'oxygène et les nutriments et les transporte jusqu'aux cellules, qui s'en nourrissent. À leur tour, les cellules libèrent dans le sang les déchets qu'elles produisent, comme le gaz carbonique. Le cœur a donc pour fonction de s'assurer que le sang circule et accomplisse son rôle sans interruption, et ce, pendant toute la vie.

Le cœur est divisé en deux : le cœur gauche et le cœur droit. Le cœur droit propulse le sang chargé de déchets et de gaz carbonique dans les poumons en passant par l'artère pulmonaire. Dans les poumons, le sang se débarrasse de son gaz carbonique qui sera expulsé par l'expiration et se charge de l'oxygène absorbé pendant l'inspiration. Ce sang riche en oxygène revient alors au cœur gauche d'où il sera propulsé vers tous les organes du corps à travers l'aorte, qui est la plus grosse artère du corps et qui traverse le tronc (figure 5.1). En pratique, lorsqu'on soulève une artère, on peut dire que cette structure ressemble beaucoup à un macaroni cuit. Pour se rendre jusqu'aux tissus de l'organisme, le sang emprunte tout d'abord les artères principales, puis les artérioles, qui sont beaucoup plus petites, et enfin les capillaires sanguins. Les capillaires sont des

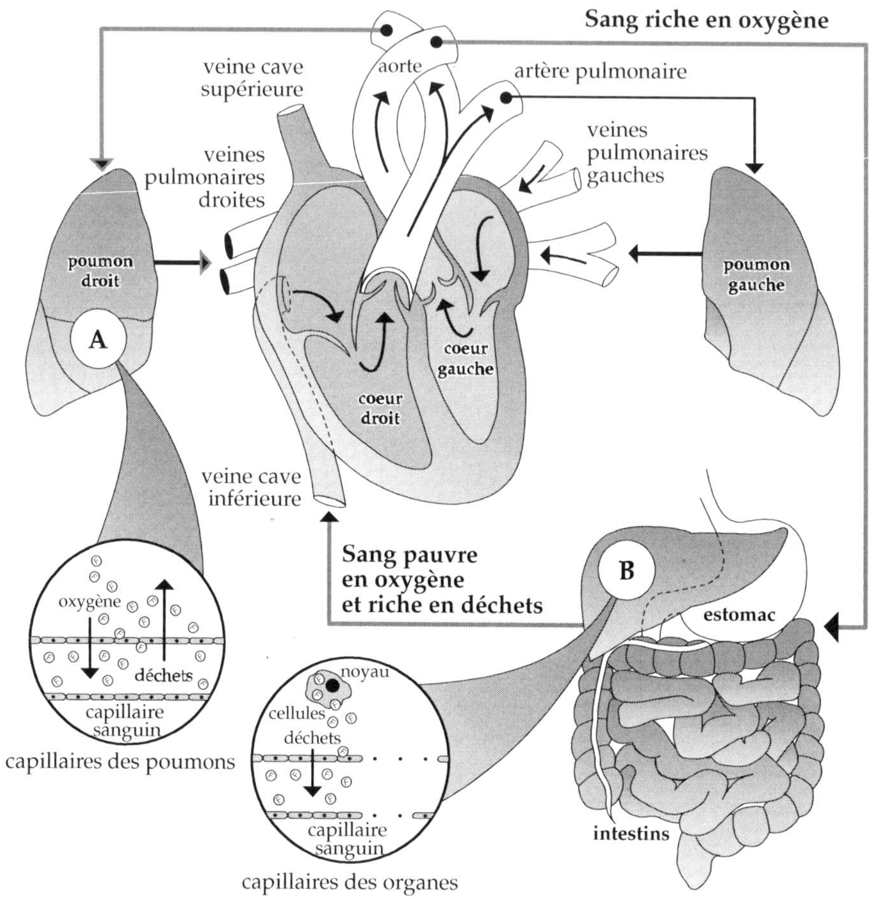

FIGURE 5.1
Circulation sanguine

vaisseaux microscopiques et c'est précisément à cet endroit que les cellules absorbent les nutriments et l'oxygène du sang et lui redonnent les déchets qu'elles ont produits. Par la suite, le sang emprunte les veinules, puis les veines et revient au cœur droit par les veines caves. Les veines caves, supérieure et inférieure, sont les plus grosses veines de l'organisme. Les veinules sont des veines très petites qui finissent par se rejoindre et débouchent dans les veines, beaucoup plus grosses. Le sang retourne de nouveau aux poumons pour être oxygéné et se débarrasser du gaz carbonique qu'il contient. Ce circuit sans fin continue pendant toute l'existence de l'individu.

HYPOSTASE

Lorsqu'une personne meurt, son cœur cesse de battre, ce qui arrête toute circulation sanguine. N'étant plus propulsé par le cœur, son sang suivra la gravité et ira se loger dans les parties déclives du corps, soit les parties les plus basses. Par exemple, si une personne meurt couchée sur le dos, le sang contenu dans son organisme ira se loger derrière la tête, au bas du visage, sur les flancs ainsi que derrière les cuisses (figure 5.2). Cette gravitation du sang est appelée hypostase. L'hypostase engendre un autre phénomène : la lividité cadavérique, ou *livor mortis*. La lividité cadavérique désigne la décoloration pourpre que prend la peau des parties déclives lorsqu'elle se gorge de sang.

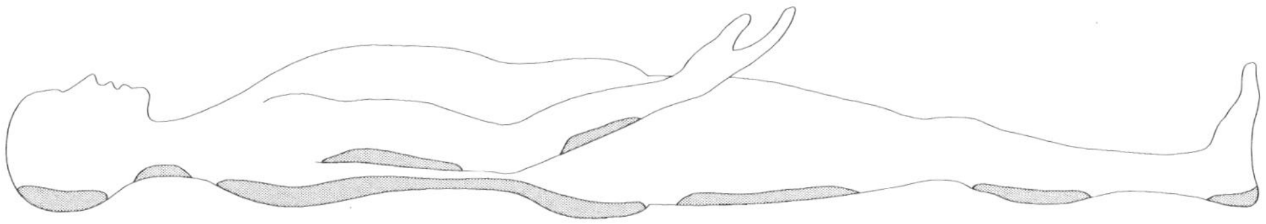

FIGURE 5.2
Lividité cadavérique. Les taches foncées sur la peau des parties déclives du corps représentent le sang stagnant.

INJECTION ARTÉRIELLE ET DRAINAGE

Pendant l'injection artérielle, le fluide propulsé dans les artères finit par se rendre au niveau des capillaires sanguins. C'est précisément à cet endroit qu'il est possible de faire des échanges avec les cellules. Il se produit alors une réaction chimique entre les cellules et le fluide artériel, et cette réaction induit la préservation.

En effet, une fois arrivé aux capillaires sanguins, le fluide artériel injecté par le thanatopracteur diffuse à travers les parois et pénètre l'intérieur des cellules. Lorsque le fluide se trouve à l'intérieur de la cellule, il réagit avec les protéines qui la composent. Cette réaction chimique transforme la cellule de telle façon qu'elle ne pourra plus servir de nourriture aux bactéries. En effet, la décomposition est le résultat du travail des bactéries qui utilisent les cellules du corps pour se nourrir et se reproduire. Lorsque les cellules sont transformées chimiquement par le fluide d'embaumement, la réserve de nourriture des bactéries se trouve supprimée. Les bactéries ainsi privées de nourriture meurent, et le corps est préservé.

Bien que le rôle principal du fluide injecté soit de réagir avec toutes les cellules de l'organisme pour qu'elles ne puissent pas servir de nourriture aux bactéries, celui-ci doit cependant accomplir une autre tâche importante. Lorsque le fluide traverse les capillaires, il exerce une force sur le sang stagnant qui s'est accumulé du côté veineux et le force à se diriger vers le cœur (figure 5.3).

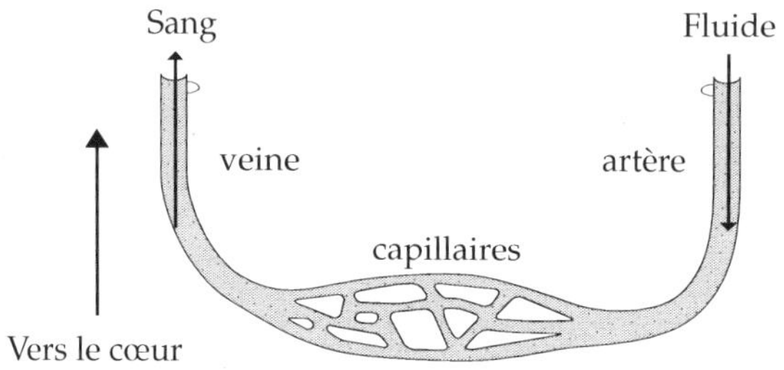

FIGURE 5.3
Principe de l'injection artérielle. Le fluide injecté pousse le sang stagnant vers la sortie.

Au chapitre précédent, on a vu que, lorsqu'on pratique une incision pour prélever une artère, on doit aussi prélever la veine qui l'accompagne (figure 4.12). On incise cette veine et on y insère un instrument de drainage. Le sang poussé par le fluide injecté sortira donc du corps par la veine qui a été incisée. C'est donc dire que l'injection artérielle vise deux objectifs : préserver les cellules de l'organisme et drainer le sang qu'il contient.

RÔLES DU DRAINAGE

D'aucuns pourraient se demander pourquoi enlever le sang. Ne pourrait-on pas se contenter de simplement injecter le fluide qui préserve les cellules, sans drainer le corps de son sang ? La réponse à cette question est un non définitif, et ce, pour plusieurs raisons. Tout d'abord parce que le sang est un tissu et, comme tous les tissus de l'organisme, il est lui aussi sujet à la décomposition. De plus, le réseau de veines et d'artères qui sillonnent le corps humain irrigue tous les organes et tissus de l'organisme. Autrement dit, le sang « relie » toutes les structures du corps humain. Il peut donc servir de véhicule pour transporter des bactéries d'un endroit à un autre du corps, et ainsi accélérer la décomposition. Imaginons un défunt qui montrerait des signes de décomposition au niveau des intestins. En supposant que le sang n'ait pas été drainé, les bactéries qui causent la décomposition, logées dans les intestins, pourraient très bien emprunter le réseau sanguin et se transporter au niveau des muscles du visage, et ensuite se répandre partout dans le corps. Enfin, comme le sang qui s'accumule dans les tissus fait apparaître des taches pourpres et que les parties visibles, notamment le visage et les mains, sont souvent le siège de telles accumulations, la présence de sang empêche de redonner une apparence naturelle au défunt. Lorsque le sang est drainé du corps, ces décolorations disparaissent et la peau retrouve son apparence normale.

SITES D'INJECTION ET DE DRAINAGE

Voyons maintenant comment s'effectuent l'injection artérielle et le drainage du sang. La première étape consiste à choisir un site d'injection et de drainage approprié. Plusieurs artères et veines peuvent se prêter à cette opération. Cependant, tous les sites de prélèvement n'offrent pas les mêmes avantages. Les sites utilisés pour commencer l'injection artérielle sont généralement le site de l'artère carotide droite, le site de l'artère fémorale droite et le site de l'artère axillaire droite (figure 5.4). Pour prélever l'artère carotide et la veine jugulaire, une incision est pratiquée le long de la clavicule, d'un point partant du début de

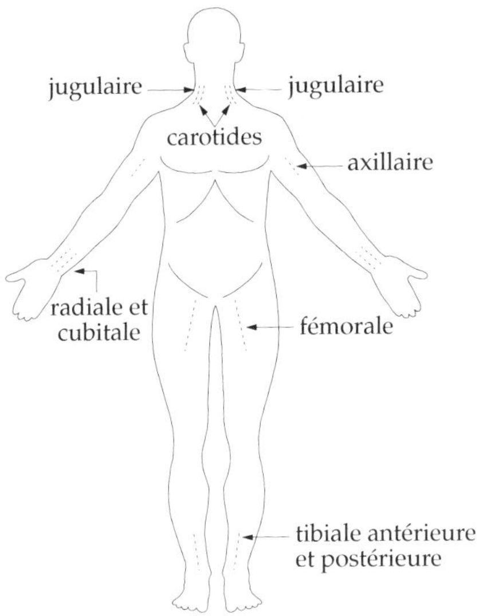

FIGURE 5.4
Sites d'incision les plus utilisés pour le drainage

la clavicule, près du sternum, en allant vers son côté extérieur. C'est ce site de prélèvement qui est habituellement utilisé pour commencer l'injection et le drainage du sang. Ce point d'injection offre plusieurs avantages. Tout d'abord, l'artère carotide et la veine jugulaire sont des vaisseaux de grande taille, ce qui facilite l'opération. De plus, la veine jugulaire droite est connectée directement avec la veine cave supérieure droite qui débouche dans le cœur. En pratique, cela permet d'insérer dans la veine un instrument de drainage assez long et d'accéder directement au ventricule droit du cœur (figure 5.5).

Souvent des caillots sanguins se forment dans les veines et finissent par arriver au cœur. Ces caillots peuvent bloquer le drainage et éventuellement empêcher le sang de sortir du corps, créant ainsi une foule de complications. En utilisant la veine jugulaire droite et en insérant un instrument de drainage directement dans le cœur, il devient possible de déloger plus facilement les caillots qui s'y accumulent. La veine jugulaire offre également l'avantage d'être située près du visage, ce qui permet un drainage facile de la tête.

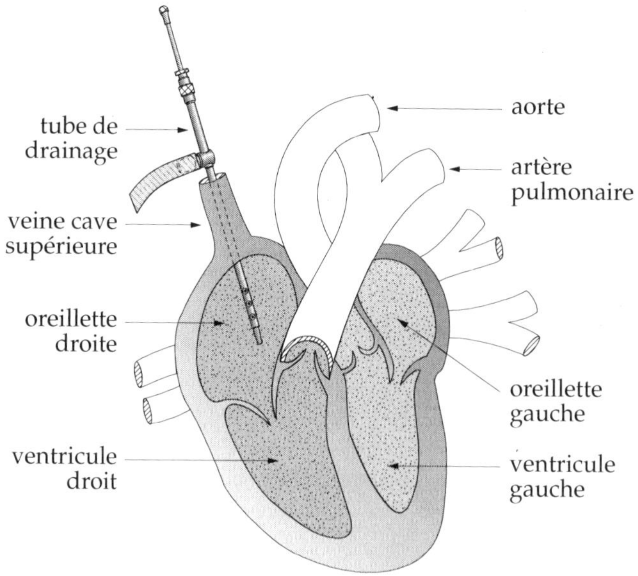

FIGURE 5.5
Tube de drainage. Le tube est inséré dans le ventricule droit du cœur.

Le site de l'artère fémorale est rarement employé pour commencer une injection artérielle. Premièrement, les artères fémorales sont souvent sclérosées. L'artériosclérose est une maladie qui provoque le durcissement des artères, donc la réduction de leur diamètre. Il est plus difficile d'effectuer une injection à partir d'une artère sclérosée qu'à partir d'une artère en bonne santé. L'artère carotide, au contraire, est beaucoup moins fréquemment sclérosée que l'artère fémorale, ce qui en fait un meilleur choix. Pour soulever l'artère et la veine fémorale, il suffit de faire une incision dans la cuisse, d'un point partant du pli de l'aine en allant vers l'intérieur de la cuisse (figure 5.6). Cette incision, comme toutes les autres, mesurera tout au plus quelques centimètres.

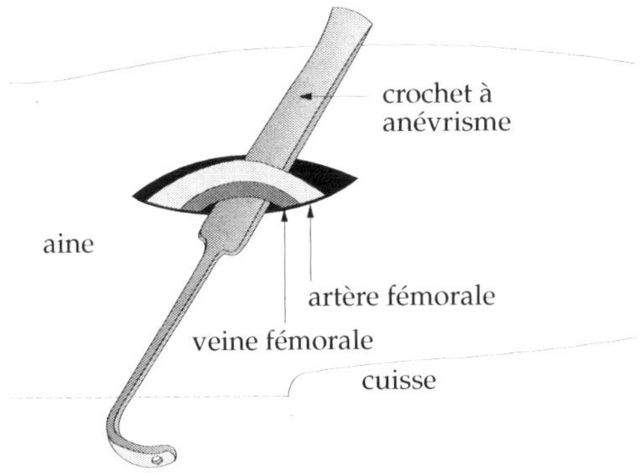

FIGURE 5.6
Incision fémorale. On soulève la veine avec l'artère.

Bien qu'il soit possible d'injecter la dépouille en commençant par l'artère axillaire, il est très rare que ce point soit utilisé. C'est que les vaisseaux sont petits à cet endroit, ce qui rend l'injection et le drainage plus difficile. Ce point d'injection était populaire en Amérique au début du XXe siècle, à l'époque où les thanatologues embaumaient les défunts dans leurs maisons privées. Ils utilisaient ce site principalement pour des raisons de commodité. Puisque les sujets étaient embaumés dans leur lit, ce site d'injection et de drainage présentait l'avantage d'éviter de souiller leurs draps. Pour soulever l'artère et la veine axillaire, il suffit de faire une petite incision sous l'aisselle droite, juste au-dessus de la ligne formée par le poil.

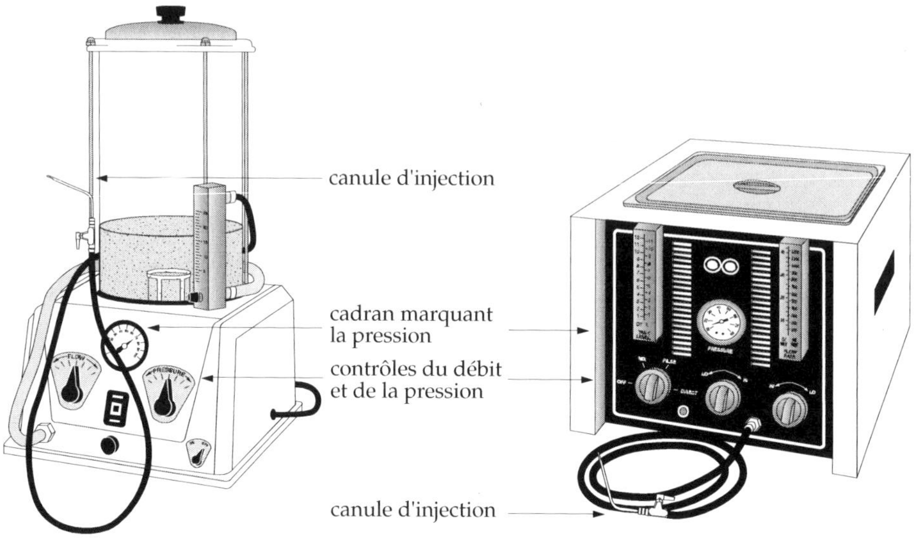

FIGURE 5.7
Pompes à injection utilisées pour l'injection artérielle

L'appareil qui sert à injecter le fluide artériel s'appelle pompe à injection. Il s'agit d'une pompe électromécanique (figure 5.7). Elle possède un réservoir généralement en plastique transparent dans lequel sont mélangés les fluides artériels. Sur sa base, on trouve deux valves de contrôle, l'une ajustant le débit et l'autre, la pression. Un cadran indique la pression utilisée au cours de l'injection.

Sur le côté de l'appareil sort un tuyau par lequel le fluide est injecté. Au bout de ce tuyau est vissée une canule d'injection (figure 5.8). C'est cette canule qui est insérée dans l'artère pour y injecter le fluide. Parfois, le tuyau amenant le fluide est raccordé à un débitmètre fixé à côté du réservoir. Certaines pompes intègrent le débitmètre à même les composantes de l'appareil. Le débitmètre indique la quantité de fluide qui s'écoule par unité de temps, en onces ou en millilitres par minute. Le débit est la vitesse à laquelle le fluide est injecté.

PRÉPARATION DU FLUIDE D'INJECTION

Lorsque le site de prélèvement est sélectionné et que l'artère et la veine ont été soulevées, on prépare la solution qui servira à l'injection artérielle. C'est dans le réservoir même de la pompe électromécanique que l'on mélange les fluides

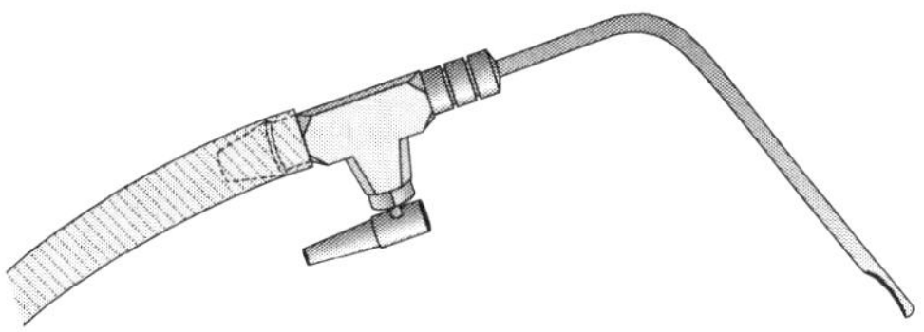

FIGURE 5.8
Canule d'injection

artériels à l'eau et aux autres fluides spécialisés destinés à produire des résultats particuliers (voir la section sur les types de fluides à la fin du chapitre). En effet, outre le formaldéhyde, les fluides artériels contiennent une foule d'additifs qui en améliorent les propriétés préservatives et cosmétiques. Par exemple, ils peuvent contenir des colorants qui redonnent au défunt un teint plus vivant. D'autres renferment différents produits qui aident à ramollir les caillots sanguins qui pourraient bloquer les veines s'ils n'étaient pas enlevés. Certains composés chimiques ont pour seul rôle d'aider le formaldéhyde à mieux pénétrer dans les capillaires sanguins. L'important, ici, n'est pas de connaître la composition exacte des fluides artériels mais de comprendre que ces produits ne sont pas du formol pur. Une solution contenant uniquement du formaldéhyde serait inutilisable pour injecter une personne, car elle ne permettrait pas d'obtenir une préservation adéquate.

En fonction de l'âge du défunt, de son poids, de l'intervalle qui s'est écoulé entre le moment du décès et le moment où l'on commence l'injection ainsi que de son état général, on devra choisir le fluide artériel approprié à injecter. Si on doit traiter un cas très amaigri, déshydraté, et dont la mort est récente, on n'utilisera pas le même type de fluide que si l'on a affaire à un défunt en état de décomposition avancée. Les fluides que l'on utilise pour traiter les cas de grande maigreur contiennent un faible pourcentage de formaldéhyde ainsi que des agents spéciaux qui les réhydrateront. Au contraire, les cas de décomposition nécessitent l'usage d'un produit spécialement conçu à cet effet qui contient une grande proportion de formaldéhyde.

Les fluides artériels sont d'abord mélangés à de l'eau avant d'être injectés. On appelle ce procédé dilution. En fonction de différents facteurs, on prépare une solution plus ou moins concentrée, c'est-à-dire qu'on mélange le fluide artériel à une quantité plus ou moins grande d'eau. En général, plus un cas est problématique, plus il y aura de fluide artériel et moins il y aura d'eau. Un sujet très amaigri nécessite une concentration beaucoup moins forte qu'un sujet dont la décomposition est avancée. Évidemment, ce ne sont là que des principes de base qui servent à illustrer comment on décide de diluer le fluide en fonction du cas auquel on fait face. Dans la réalité, le professionnel doit tenir compte d'une foule de critères avant de préparer la solution qui servira à injecter la dépouille et il a à sa disposition plusieurs types de fluides artériels pour l'aider à préparer correctement le fluide d'injection spécifique à chaque thanatopraxie.

TECHNIQUE D'INJECTION ET DE DRAINAGE

Puisque le site de la carotide est de loin le plus utilisé pour commencer l'injection artérielle, il servira à illustrer l'injection artérielle et le drainage. Dès que le fluide est dilué dans le réservoir de la pompe, la solution est prête à être injectée. On insère dans l'artère carotide la canule d'injection située au bout du tuyau rattaché à la pompe. Une fois insérée dans l'artère, la canule est maintenue en place grâce à une pince serre-canule ou à un fil passé autour de l'artère (figure 5.9). Pour drainer le sang, on utilise la veine jugulaire qui se trouve juste à côté de l'artère carotide. On y insère un instrument de drainage ; ici, c'est le tube de drainage qui est utilisé. Il s'agit d'un long cylindre creux de métal traversé par une tige rétractable. Sur le côté se trouve un raccord sur lequel peut être branché un tuyau de plastique. C'est par ce raccord que le sang est amené directement dans le drain de la table de thanatopraxie.

Lorsque la tige de métal du tube de drainage est tirée vers l'arrière, le sang peut sortir par le raccord. Lorsque la tige est poussée vers l'avant, le tube est fermé et le sang ne peut s'écouler. Cette tige rétractable permet de contrôler le drainage en plus d'aider à briser les caillots sanguins présents dans le sang. En lui faisant faire des mouvements rapides de va-et-vient, on incite les caillots à se fragmenter et on facilite leur expulsion.

Il existe un autre instrument de drainage couramment employé dans la pratique : l'écarteur veineux. Il s'agit d'une longue pince-mousse angulaire qui

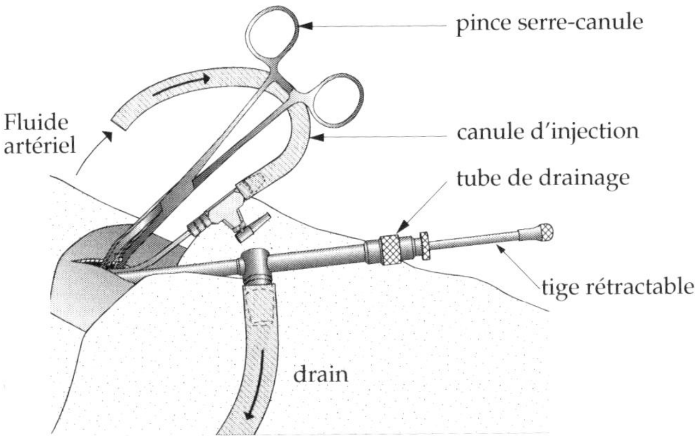

FIGURE 5.9
Fonctionnement du drainage. La canule d'injection est insérée dans l'artère et le tube de drainage dans la veine. Le sang s'écoule par le drain.

permet de maintenir la veine ouverte lors du drainage et de retirer les caillots. L'écarteur veineux ne permet pas le contrôle du drainage, puisqu'il est impossible de fermer la veine avec cet instrument.

Quand la canule d'injection et le tube de drainage sont en place, l'injection artérielle peut commencer. La pompe d'injection est mise en marche et le fluide commence à entrer dans le corps par l'artère carotide. Après un certain temps, le sang commence à s'écouler du tube de drainage. On sait alors que la circulation est établie et que le réseau sanguin n'est pas obstrué. Afin d'aider le fluide à pénétrer jusqu'aux membres, on doit les masser et leur appliquer des pressions. Les massages se font habituellement de l'extrémité vers le tronc, ce qui pousse le sang stagnant vers le cœur, donc vers la sortie. Par exemple, lorsqu'on masse le bras, on fait une pression avec les mains en partant du bout des doigts en allant vers l'épaule. Ces massages, en plus d'aider au drainage, contribuent à une meilleure pénétration du fluide d'injection dans les tissus.

Mais comment fait le thanatopracteur pour savoir si un membre reçoit ou non le fluide qu'il injecte ? Plusieurs signes lui permettent de déterminer si oui ou non une partie du corps reçoit du fluide. Premièrement, comme le fluide est coloré, la peau prend une coloration rosée lorsqu'il y circule. Deuxièmement, les tissus qui sont embaumés sont généralement plus fermes que les tissus qui n'ont pas reçu de fluide. Enfin, les décolorations pourpres créées par le sang accumulé dans les parties basses du corps après la mort (lividité) commencent à disparaître ; cela signifie que le fluide d'injection s'est rendu jusque dans ces parties et y a poussé le sang accumulé vers la veine jugulaire.

Bien que le thanatopracteur essaie pratiquement de toujours injecter le corps en entier à partir de l'artère carotide, il arrive souvent qu'il doive employer d'autres vaisseaux pour s'assurer que toutes les parties du corps reçoivent du fluide d'injection. Il est fréquent que des artères soient bouchées, particulièrement au niveau des jambes. Le membre normalement irrigué par l'artère bouchée ne reçoit pas de fluide durant l'injection. Il faut alors soulever l'artère principale de ce membre et tenter de l'injecter. Supposons que du fluide a été injecté partout excepté dans la jambe droite. Il faut alors prélever l'artère fémorale de cette jambe et injecter du fluide en direction des pieds. La même procédure s'applique si un bras, une main ou un pied n'a pas reçu de fluide. On soulève l'artère principale qui irrigue le membre et on injecte le fluide en direction de son extrémité. Il peut également arriver que le drainage soit difficile à exécuter par la veine jugulaire. Il faut alors utiliser une autre veine, habituellement la veine fémorale, et appliquer la même procédure qu'au site de la carotide, et ce, jusqu'à ce que le drainage soit suffisant.

L'injection artérielle se termine lorsque toutes les parties du corps ont reçu du fluide. C'est à ce moment seulement que le thanatopracteur peut commodément retirer les prothèses fonctionnant au moyen d'une pile, tel les stimulateurs cardiaques, car il évite ainsi tout épanchement de sang lors du retrait. Il signera à cet effet une attestation de récupération aux autorités.

TRAITEMENTS HYPODERMIQUES

S'il arrivait que, malgré tous les efforts du thanatopracteur, certains endroits du corps ne soient pas préservés, des traitements hypodermiques devraient alors être prodigués. Les traitements hypodermiques consistent à injecter un fluide très concentré directement dans les tissus qui n'ont pas reçu de fluide.

Pour ce faire, on remplace la canule d'injection du tuyau de la pompe électromécanique par une grande aiguille appelée trocart à contrôle de débit (figure 5.10). On prépare ensuite la solution concentrée dans le réservoir de la

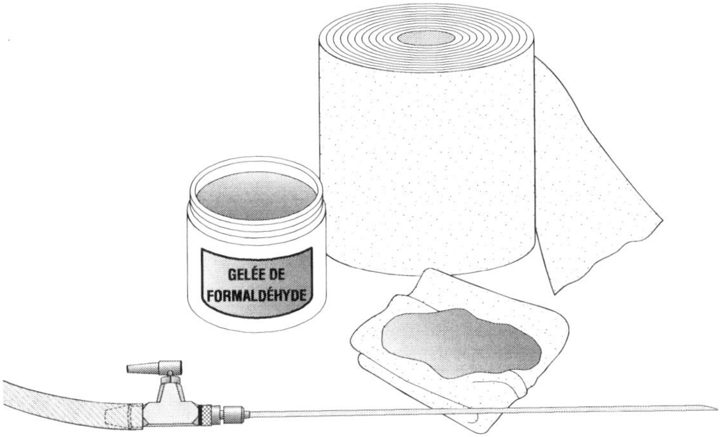

FIGURE 5.10
Trocart d'injection de petite dimension et gelée formaldéhyde. Quand il est impossible de préserver adéquatement une partie du corps par l'injection artérielle, on a recours à des méthodes alternatives comme l'injection hypodermique et les traitements de surface.

pompe à injection. Quand la solution est mélangée, on démarre la pompe et on enfonce l'aiguille dans les tissus qui ne sont pas préservés.

Il existe également une autre façon de rejoindre les endroits qui n'ont pas été atteints par le fluide artériel. Cette méthode consiste à appliquer sur la surface de la peau un pansement saturé de gelée de formaldéhyde ou de fluide à cavités. Ces traitements de surface sont toutefois moins efficaces que les injections hypodermiques, car ils ne préservent que les tissus superficiels.

TYPES DE FLUIDES ARTÉRIELS

Parmi toute la panoplie de produits qu'emploie le thanatopracteur, les fluides artériels constituent une catégorie importante. Il existe plusieurs types de fluides artériels qui sont conçus pour des usages différents. Ces fluides sont dilués dans de l'eau avant d'être injectés. Selon les rôles préservatifs ou esthétiques qu'ils sont destinés à remplir, ils contiennent divers composés chimiques. On distingue généralement deux grandes familles de produits : les fluides de conservation et les fluides d'accompagnement (figure 5.11).

Fluides de conservation

Les fluides de conservation sont les produits qui accomplissent la tâche de désinfecter et de préserver les tissus humains. Ils contiennent des préservatifs chimiques qui permettront d'atteindre ce but. L'agent actif principal de ces fluides est le formaldéhyde, reconnu pour ses propriétés déshydratantes. En fonction de l'usage pour lequel le fluide artériel est conçu, la proportion de formaldéhyde sera plus ou moins grande. Le pourcentage de formaldéhyde contenu dans un fluide est appelé index. Cela signifie qu'un fluide ayant un index de 20 contient 20 % de formaldéhyde. Il existe trois grandes catégories de fluides de conservation : les fluides d'index faibles, moyens et élevés.

Les fluides d'index faibles ont une concentration en formaldéhyde qui se situe entre 16 et 22 %. Ils sont conçus pour le traitement des cas de routine. On entend par cas de routine les cas qui ne présentent pas de problèmes particuliers, ni décomposition, ni mutilation extrême causée par un accident ou un acte criminel. On utilise souvent ces fluides pour traiter les sujets amaigris et déshydratés, car les fluides d'index faibles ont l'avantage d'être moins déshydratants. Il arrive souvent que ces fluides contiennent des humectants, qui ont la propriété de redonner aux tissus une certaine hydratation.

Les fluides d'index moyens ont une concentration en formaldéhyde qui se situe entre 22 et 28 %. Ils sont souvent employés pour traiter les cas de routine aussi bien que les cas nécessitant une teneur plus élevée en formaldéhyde, car ils sont habituellement conçus pour agir rapidement et pour provoquer un raffermissement des tissus plus important que celui produit par les fluides d'index faibles. Certains thanatopracteurs traitent leurs cas de routine avec les fluides d'index moyens parce qu'ils veulent obtenir une fixation rapide des tissus. En général, on utilise ces fluides pour traiter des cas qui, sans présenter de signes de décomposition, sont décédés depuis un long laps de temps.

Les fluides d'index élevés contiennent entre 28 et 35 % de formaldéhyde. Ils sont faits pour préserver très rapidement et pour raffermir les tissus de façon importante. Ces produits sont habituellement employés pour venir à bout des cas difficiles. Les cas de putréfaction avancée, d'œdème, de mutilations graves sont de bons candidats pour un traitement avec ce genre de produits.

Il existe aussi d'autres fluides de conservation spécialisés qui ne sont pas inclus dans les trois catégories mentionnées pour la simple raison qu'ils sont

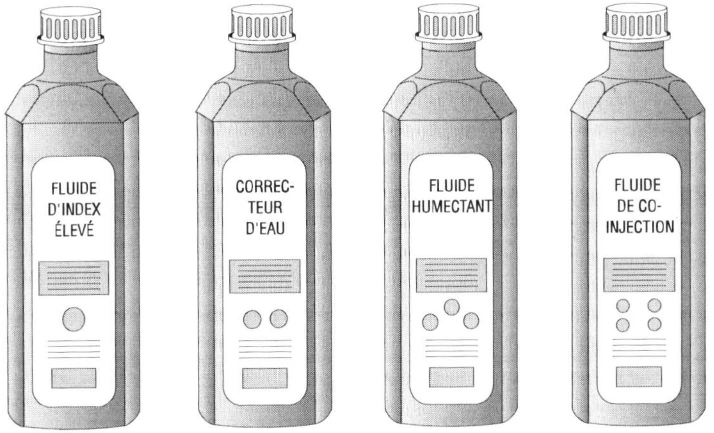

Pour les cas d'œdème difficiles | Pour neutraliser le chlore, les ions calcium et ferreux | Pour les tissus fragiles | Pour conserver le sang liquide

FIGURE 5.11 Fluides de conservation et d'accompagnement mélangés dans le fluide d'injection en fonction des caractéristiques du sujet de la thanatopraxie

conçus pour traiter des cas très précis. Par exemple, il existe des fluides artériels faits expressément pour l'injection des cas de jaunisse, car les cas de jaunisse réagissent souvent mal aux produits conventionnels.

Fluides d'accompagnement

Les fluides d'accompagnement sont ajoutés à la solution de fluide d'injection que prépare le thanatopracteur, mais ils ne contiennent pas ou très peu de produits de conservation. Ces fluides ont pour propriété d'augmenter la qualité générale de la solution et contribuent souvent à améliorer ses performances préservatives de même que cosmétiques. Parmi les fluides d'accompagnement, on distingue trois grandes catégories de produits : les correcteurs d'eau, les fluides de co-injection et de pré-injection, et quelques autres produits spécialisés tels les colorants et les humectants.

Les correcteurs d'eau font partie des fluides d'accompagnement. Lorsque le thanatopracteur prépare la solution qui sera injectée, il emploie de l'eau du robinet pour réaliser sa dilution. L'eau du robinet contient nombre d'éléments qui sont de nature à interférer avec la solution artérielle. C'est le cas notamment du chlore, des ions calcium et des ions ferreux. Or, tous ces éléments ont la capacité de neutraliser certains composés chimiques contenus dans les fluides artériels et de les empêcher d'accomplir leur action sur les tissus humains. On ajoute donc les correcteurs d'eau à l'eau qui servira à préparer la solution artérielle pour neutraliser les éléments indésirables de l'eau avant qu'ils n'aient pu dégrader la qualité des fluides artériels. Les correcteurs d'eau accomplissent aussi d'autres fonctions, comme celles de contrôler le *p*H et de prévenir la coagulation du sang dans le système artériel.

Tout comme les correcteurs d'eau, les fluides de co-injection servent à équilibrer le *p*H de la solution, mais leur fonction première est de maintenir le sang du défunt dans un état liquide, afin de faciliter la circulation de la solution à travers le système circulatoire. Ces fluides ne contiennent pas de produit de conservation et sont généralement employés en co-injection pour faciliter la circulation et le drainage, mais ils peuvent aussi être employés en pré-injection en tant que conditionneur artériel. Pour ce faire, on prépare une solution uniquement faite d'eau et du fluide de co-injection et on en injecte une petite quantité dans le système artériel jusqu'à ce que la circulation soit bien établie. Ce n'est qu'ensuite que le fluide de préservation est ajouté à la solution d'injection. Lorsqu'il est employé en pré-injection, on dit que le fluide de co-injection est un fluide préparatoire, étant donné qu'il prépare les vaisseaux sanguins à recevoir le fluide de conservation.

Puisque la solution de pré-injection est en majeure partie composée d'eau, il est fortement déconseillé et même proscrit d'employer cette technique dans le traitement de certains cas, notamment des sujets œdémateux. Comme ces sujets présentent des tissus gorgés de liquides, ils doivent plutôt être injectés avec une solution à forte concentration de formaldéhyde pour éviter que les liquides contenus dans les tissus ne diluent et n'affaiblissent la solution artérielle.

Il existe bien entendu d'autres fluides d'accompagnement conçus pour accomplir des tâches spécifiques dans les tissus de la personne décédée. Parmi ceux-ci, mentionnons les colorants, les humectants et les fluides spéciaux pour l'œdème.

Les colorants sont des produits qui accomplissent la fonction évidente de conférer à la solution un pouvoir colorant plus grand. On les ajoute donc à la solution artérielle lorsqu'on désire obtenir un effet cosmétique plus prononcé. On ajoute souvent des colorants à la solution lorsqu'on traite les cas de jaunisse, car le colorant aide parfois à masquer quelque peu la coloration jaune de la peau. Les colorants sont ajoutés en quantité souvent infime à la solution. Le plus souvent, quelques millilitres suffisent.

Les humectants sont des fluides très visqueux qui, ajoutés à la solution artérielle, réhydratent les tissus et leur redonnent un léger gonflement. Ils sont habituellement employés dans le traitement des sujets très maigres, quoique certains thanatopracteurs en ajoutent dans toutes leurs injections. La prudence est de mise lorsqu'on utilise ces produits, car ils peuvent produire exactement l'effet contraire — c'est-à-dire déshydrater — s'ils ne sont pas employés correctement.

Enfin, les produits spéciaux destinés au traitement des cas d'œdème sont des fluides qui ont la propriété d'augmenter la pression osmotique de la solution et de la rendre hypertonique. Cela permet, par osmose, de retirer les liquides contenus dans les tissus. Ce processus est quelque peu complexe et son explication déborde largement les objectifs de ce livre.

LE TRAITEMENT DES CAVITÉS 6

Quand l'injection artérielle est complétée et que les traitements supplémentaires de préservation, comme les injections hypodermiques et les traitements de surface, ont été appliqués, on peut passer au traitement des cavités et des organes creux. On entend par cavités le thorax, l'abdomen et la cavité pelvienne.

Cette étape est absolument essentielle si l'on veut espérer obtenir une conservation durable de la personne décédée. S'il est vrai que l'injection artérielle rendra la peau, les muscles et tous les tissus du corps insensibles à l'action des bactéries, une intervention au niveau des viscères s'impose.

Les viscères des cavités reçoivent certes du fluide lors de l'injection artérielle, car, comme toutes les autres structures du corps humain, ils sont irrigués par le réseau sanguin. Cependant, puisque ces organes ne sont pas visibles, il est impossible de déterminer s'ils ont reçu ou non suffisamment de fluide. De plus, il arrive souvent qu'une quantité non négligeable de sang y soit restée, et ce, même après l'injection artérielle.

En effet, les organes des cavités sont massifs et les vaisseaux sanguins qu'ils contiennent sont plus difficiles d'accès pour le fluide artériel que les vaisseaux qui irriguent les autres parties du corps. Enfin, même si les viscères étaient parfaitement conservés par le fluide artériel et qu'il ne se trouvait plus de traces de sang dans les cavités, il faudrait tout de même les traiter parce que plusieurs d'entre eux, tels l'estomac, les intestins et les poumons, sont creux et contiennent des sécrétions, des matières fécales et de la nourriture partiellement digérée. Ces matières sont sujettes à la décomposition, même si les organes qui les contiennent sont parfaitement bien conservés par le fluide.

Les premiers signes de décomposition apparaissent presque toujours au niveau des intestins. Cette décomposition est observable par des décolorations qui prennent l'allure de taches vertes au bas de l'abdomen. La plupart du temps, on peut également observer un gonflement du ventre, ce qui indique la présence de gaz dans les intestins. Les gaz se forment dans les intestins ou dans l'estomac lorsque les matières qu'ils contiennent commencent à se décomposer. En plus d'être la source d'odeurs très désagréables, ces gaz gonflent les organes où ils se produisent et peuvent faire pression sur les organes voisins. Si ces derniers contiennent des liquides ou de la nourriture partiellement digérée, il peut alors y avoir des écoulements qui s'échapperont par le nez ou la bouche. Par exemple, si les gaz des intestins se gonflent au point de compresser suffisamment l'estomac, celui-ci se videra de son contenu et provoquera un écoulement.

Les viscères sont donc un refuge important pour une multitude de bactéries, de sécrétions et de liquides biologiques. Pour s'assurer d'une préservation complète du défunt autant que pour éliminer les odeurs et les écoulements, il faut enlever le sang, les sécrétions, les matières fécales et liquides biologiques qui s'y trouvent. Il faut ensuite traiter chimiquement tous les organes des cavités.

Les embaumeurs égyptiens et ceux du Moyen-Âge savaient que les organes des cavités étaient la source la plus importante de décomposition des dépouilles et traitaient déjà les viscères de leurs défunts en les retirant des cavités et en les immergeant dans divers produits de conservation. De nos jours, les progrès de la science et des technologies ont permis la mise au point d'appareils et de techniques rendant possible le traitement des cavités sans avoir à enlever les organes du tronc. La tendance moderne en thanatopraxie, comme en médecine, est d'arriver à pratiquer une intervention avec le moins d'incisions et de mutilations possibles.

Actuellement, le traitement des cavités implique deux opérations : l'aspiration et l'injection d'un fluide spécialement conçu pour préserver les organes internes. Mais avant de poursuivre l'explication du traitement des cavités, il est nécessaire de jeter un coup d'œil aux instruments et appareils divers utilisés dans cette phase de la thanatopraxie. L'instrument central du traitement des cavités est le trocart (figure 6.1). Le trocart est en fait un long tube de métal au bout duquel est fixée une pointe acérée dont les côtés sont dotés d'ouvertures. À son autre extrémité, on trouve une poignée et un embout permettant de relier le trocart à divers tuyaux. Le trocart est fait de métal chromé et le modèle standard utilisé pour traiter un adulte mesure habituellement entre 40 et 45 cm (16 à 18 pouces). On se sert du trocart aussi bien pour ponctionner les cavités que pour injecter le fluide de préservation dans les viscères.

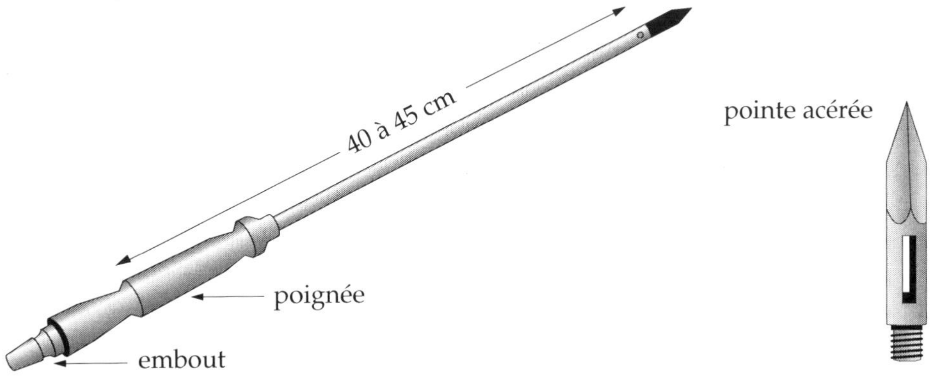

FIGURE 6.1
Trocart et pointe de trocart

PONCTION DES CAVITÉS

La première étape du traitement des cavités est l'aspiration des matières biologiques présentes dans les organes internes. Pour ce faire, on relie le trocart par un tuyau de plastique transparent à un appareil créant une succion. Il existe bien des engins permettant de créer une succion suffisante. Cependant, le plus utilisé de nos jours est la pompe hydromécanique, aussi appelée hydroaspirateur (figure 6.2). Cet appareil se sert de l'eau courante pour créer un vacuum qui permettra l'évacuation du contenu des organes creux. L'hydroaspirateur est fait lui aussi de métal chromé et son extrémité supérieure est vissée à la sortie d'eau de la robinetterie domestique. L'autre bout de l'appareil est raccordé à un drain. L'eau passe rapidement dans l'hydroaspirateur, ce qui crée une force de succion

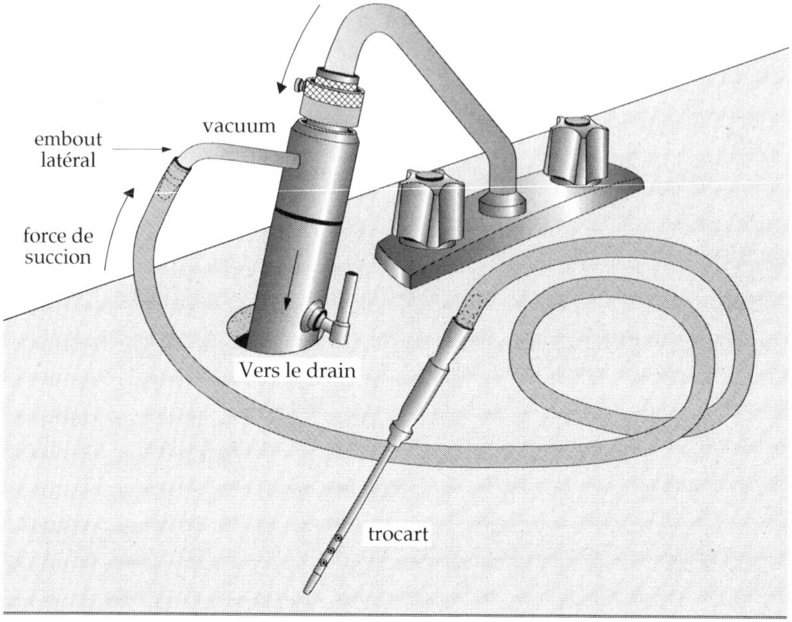

FIGURE 6.2
Hydroaspirateur. Branché à un robinet, il permet à l'écoulement de l'eau de créer un vacuum dans l'embout latéral et une force de succion pour aspirer les matières.

dans l'embout latéral, où est reliée la tubulure attachée au trocart. Le matériel aspiré par le trocart entre donc dans la tubulure, passe dans l'embout latéral et se mélange ensuite à l'eau qui circule dans l'hydroaspirateur. L'eau et les matières aspirées sont évacuées par le drain.

Après avoir raccordé l'hydroaspirateur au trocart, le thanatopracteur peut immédiatement commencer la ponction des cavités. Le trocart est inséré à un point situé à 5 cm en haut et à 5 cm à gauche ou à droite du nombril. La pointe acérée du trocart permet de percer assez facilement la peau de l'abdomen. Habituellement, on commence l'aspiration par le thorax.

Le professionnel insérera la pointe de son instrument dans tous les organes internes des cavités à l'aide des guides de trocart (figure 6.3). Les guides de trocart sont des lignes imaginaires qui servent à trouver facilement les organes. Par exemple, pour trouver la vessie, il suffit de tracer une ligne traversant le centre de l'abdomen verticalement. En dirigeant la pointe du trocart en surface le long de cette ligne, celle-ci finit par se heurter à la symphyse pubienne, au milieu de l'os

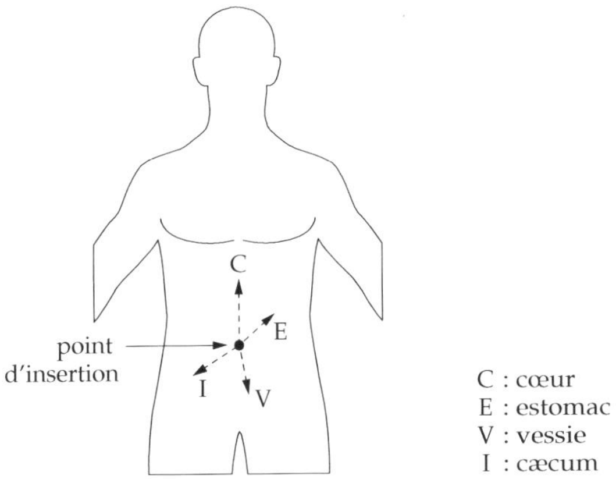

FIGURE 6.3
Guides de trocart

pubien. Si on rétracte quelque peu la pointe du trocart et qu'on l'enfonce en profondeur, on atteint la vessie.

Les principaux organes contenus dans le thorax sont les poumons et le cœur. Toujours en se servant d'un guide de trocart, la pointe du trocart est dirigée dans les cavités du cœur droit. Le cœur contient souvent une grande quantité de sang qui doit être enlevée. On aspire ensuite l'intérieur des poumons, car l'appareil respiratoire contient lui aussi des liquides biologiques. Après avoir terminé la ponction du cœur et des poumons, on dirige le trocart partout dans le thorax : chaque centimètre cube doit être percé et aspiré. Il n'est pas rare d'y prélever de grandes quantités de liquides. Certaines maladies provoquent une accumulation de liquides dans les poumons. Cet œdème se situe au niveau des tissus si bien que lorsque le trocart est inséré dans des poumons œdémateux, une quantité impressionnante de liquide est enlevée. Puisque l'eau est l'un des éléments essentiels à la prolifération des bactéries, il est absolument indispensable de ponctionner tous les liquides présents dans les cavités pour obtenir la meilleure préservation possible.

Le trocart est ensuite dirigé dans les cavités abdominale et pelvienne. C'est dans cette partie du tronc que se trouvent tous les organes du système digestif. Comme ces organes constituent le réservoir le plus important de micro-organismes susceptibles de causer la décomposition, l'aspiration doit être

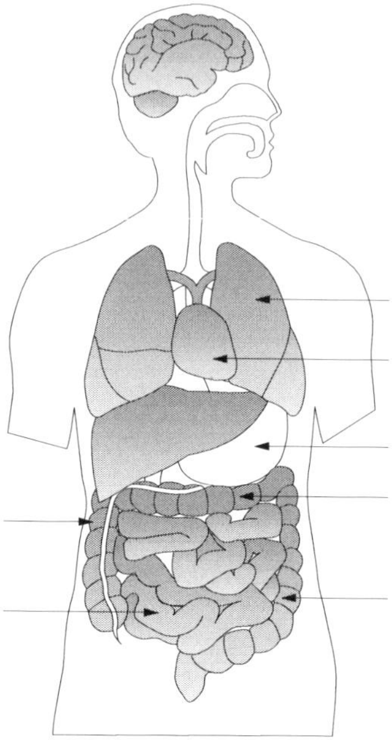

FIGURE 6.4
Organes des cavités pelvienne et abdominale

minutieuse (figure 6.4). On perce d'abord l'estomac, le petit intestin, le côlon et la vessie et on les vide de leur contenu pour ensuite aspirer les matières fécales, les liquides biologiques, les gaz et la nourriture partiellement digérée. On termine en perforant le foie, les reins, la rate et l'appareil reproducteur interne. Il faut explorer attentivement chacune des cavités pour s'assurer d'avoir enlevé le plus de liquides biologiques possible.

INJECTION DU FLUIDE DE CONSERVATION

Une fois que les cavités ont été ponctionnées et que toutes les matières risquant de causer la décomposition ont été en grande partie éliminées, on doit traiter chimiquement les viscères. Bien que l'aspiration contribue fortement à réduire les risques de décomposition, seule l'injection d'un produit spécialement conçu pour cet usage en assurera une préservation certaine. Les produits servant à traiter chimiquement les organes internes sont appelés fluides à cavités. Les fluides à cavités sont faits pour pénétrer et préserver en profondeur

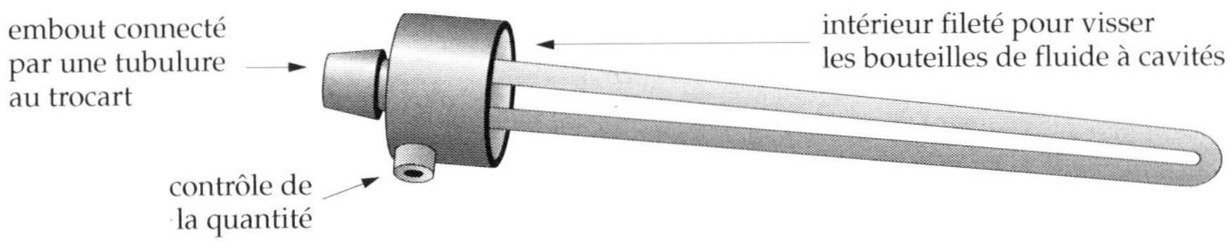

FIGURE 6.5
Injecteur de fluide à cavités

les tissus des viscères et empêcher toute formation de gaz. Ce qui différencie tout particulièrement leur utilisation de celle des fluides artériels, c'est qu'on les injecte purs, sans les diluer.

Pour injecter le fluide à cavités, on utilise habituellement le même type de trocart que lors de l'aspiration. Cependant, au lieu de connecter le trocart à un hydroaspirateur, on le branchera à un distributeur de fluide pour organes creux appelé injecteur de fluide à cavités (figure 6.5). Ce petit appareil très simple est fait, lui aussi, de métal chromé. À l'une de ses extrémités, il y a un embout servant à brancher un tuyau qui relie l'injecteur au trocart. L'embout est fixé sur la base cylindrique dont l'intérieur est fileté. Le filetage sert à visser le goulot des bouteilles de fluide à cavités. Sur le côté de la base, une ouverture permet de contrôler la quantité d'air qui entre dans la bouteille de fluide à cavités. Lorsqu'on place un doigt sur cette ouverture, l'air n'entre pas et le fluide ne s'écoule pas. Cette prise d'air est très utile au thanatopracteur, puisqu'elle lui permet de contrôler la vitesse à laquelle le fluide s'écoule.

Une fois le trocart raccordé à l'injecteur de fluide à cavités, on visse une première bouteille de fluide dans la base du distributeur (figure 6.6). On tient la bouteille d'une main et, de l'autre, on dirige la pointe du trocart dans la perforation créée pour aspirer les cavités. On place ensuite le trocart au niveau

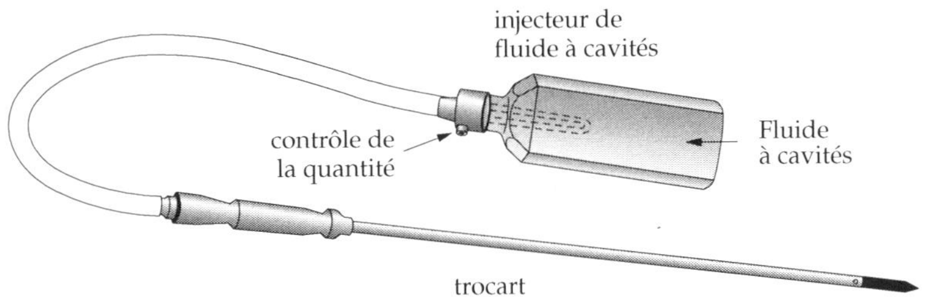

FIGURE 6.6
Trocart relié à un injecteur de fluide à cavités

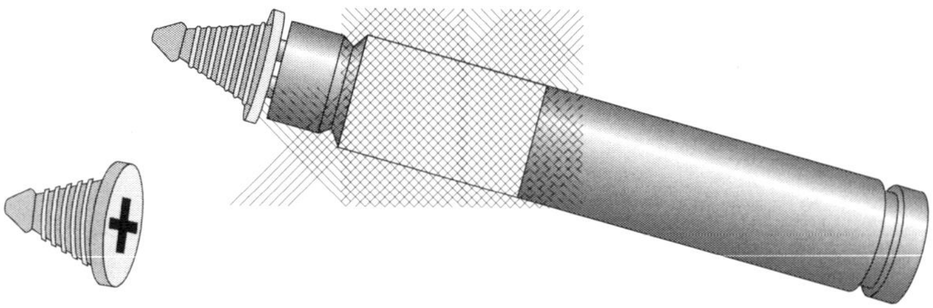

FIGURE 6.7
Applicateur de boutons de trocart

du thorax. On élève la bouteille de fluide à cavités, ce qui force le produit à s'écouler vers le trocart. Pendant que le fluide s'écoule, le trocart est dirigé partout au-dessus de la surface des viscères, dans des mouvements de va-et-vient. Le fluide à cavités injecté sur les organes gravite lentement vers le fond, imbibant au passage les différents tissus qu'il rencontre. Lorsque la cavité thoracique est entièrement saturée, on répète les mêmes opérations dans la cavité abdominale avec une nouvelle bouteille de fluide. Habituellement, deux bouteilles de fluide à cavités suffisent à préserver un sujet de poids normal. Il arrive cependant qu'il soit nécessaire d'injecter plus de fluide si le sujet est obèse ou si des conditions particulières, comme de la décomposition, sont présentes.

Lorsque le traitement des cavités abdominale et thoracique est terminé, la préservation du sujet est complète. Il ne reste qu'à retirer le trocart de l'abdomen et à refermer la perforation circulaire au moyen de sutures ou à l'aide d'un bouton de trocart (figure 6.7). Le bouton de trocart est un petit capuchon

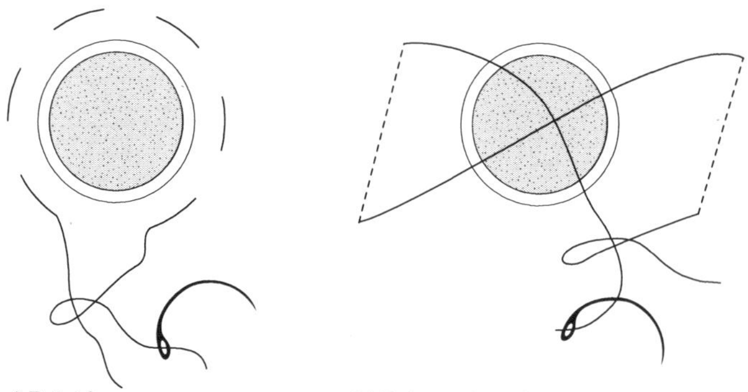

FIGURE 6.8
Points de suture utilisés pour refermer les cavités après l'aspiration

de plastique de forme conique. Cet accessoire est fileté, ce qui le maintient solidement en place une fois installé. Pour sceller l'ouverture du trocart à l'aide d'un bouton de trocart, il suffit d'introduire le bout étroit du bouton dans la perforation abdominale. Puis, à l'aide d'un applicateur conçu à cette fin, on fait une pression sur le bouton tout en tournant dans le sens horaire. Une fois en place, le bouton de trocart scelle l'ouverture faite par le trocart.

Certains thanatopracteurs referment l'ouverture du trocart à l'aide de sutures. Le matériel utilisé est habituellement une aiguille serpentine et un fil. Les points utilisés pour refermer la perforation sont habituellement le point bourse ou le point en « N » (figure 6.8).

LA PRÉPARATION FINALE 7

Au moment de la préparation finale, le défunt est déjà adéquatement préservé. L'injection artérielle a saturé de fluide artériel les tissus musculaires et la peau. L'aspiration des cavités a préparé les organes internes à recevoir le fluide à cavités et lui a assuré une efficacité maximale. Il reste toutefois plusieurs étapes à franchir avant que ne soit complétée la thanatopraxie. Encore faut-il suturer les incisions et panser les plaies.

SUTURE DES INCISIONS

Pour procéder à l'injection artérielle, il a été nécessaire de pratiquer un certain nombre d'incisions. Il est évident que ces incisions ne peuvent être laissées ouvertes puisque les vaisseaux qui ont été ainsi mis à découvert peuvent contenir du fluide. Il faut donc assécher, sceller et suturer ces incisions pour prévenir tout écoulement. On commence tout d'abord par éponger l'intérieur des incisions à l'aide d'une pince-mousse et d'un morceau de coton absorbant. On étend ensuite une pâte hydrofuge dans le fond de l'incision (figure 7.1). Les

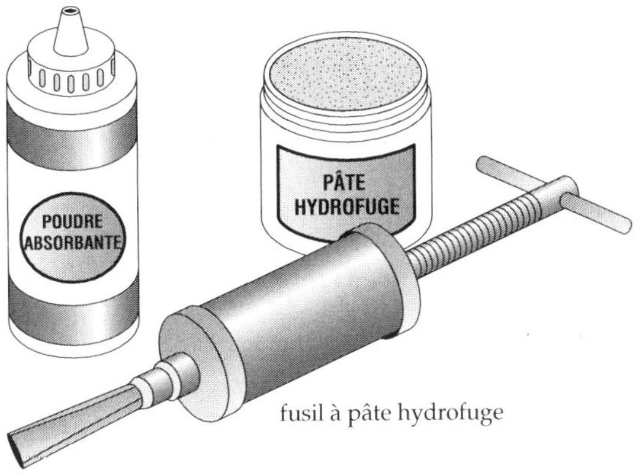

FIGURE 7.1
Fusil à pâte hydrofuge. Les pâtes hydrofuges inhibent les écoulements.

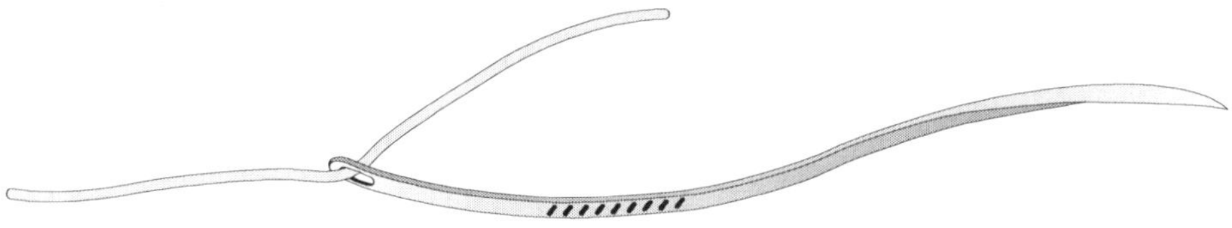

FIGURE 7.2
Aiguille serpentine

pâtes hydrofuges sont faites d'une matière molle et malléable qui prévient les fuites de liquides. Elles ont souvent des propriétés antibactériennes et sont vendues par les fournisseurs de produits funéraires. Ces produits peuvent être injectés dans les incisions à l'aide d'un instrument spécialement conçu pour cet usage, appelé fusil à pâte hydrofuge. Cet instrument ressemble un peu à une grosse seringue de métal et facilite grandement l'application du produit.

Quand le fond de l'incision est recouvert d'une couche de pâte hydrofuge, une petite quantité de poudre absorbante est versée par dessus. Cette poudre préviendrait un écoulement s'il arrivait que du liquide s'accumule dans l'incision. L'incision convenablement scellée, il ne reste qu'à la suturer. Pour ce faire, il suffit d'avoir en main une aiguille serpentine (figure 7.2) et du fil résistant, comme du fil de lin. Il existe plusieurs types de sutures qu'on peut employer pour refermer les incisions. Cependant, c'est de loin le point base-ball qui est le plus utilisé lorsque la suture se situe dans un endroit qui sera caché par les vêtements (figure 7.3). On surnomme ainsi ce point parce que les zigzags formés par le fil rappellent le tressage de corde qu'on trouve sur les balles de base-ball. Lorsque l'incision se situe dans une région qui sera exposée, par exemple l'incision de l'artère carotide et de la veine jugulaire sur une femme qui portera un décolleté, on utilise plutôt un point invisible, comme le point vers. Ce point, contrairement au point base-ball, ne laisse qu'une fine ligne lorsque la suture est complétée. Cette mince fissure pourra être masquée à la fin de la thanatopraxie.

ASEPTIE FINALE

Quand toutes les incisions ont été suturées, on doit procéder à l'asepsie finale, la dernière de toutes. Bien que le défunt ait été lavé et désinfecté au début du traitement, il n'en demeure pas moins qu'une deuxième toilette est nécessaire. Lors de l'injection artérielle, il arrive que de petites quantités de sang

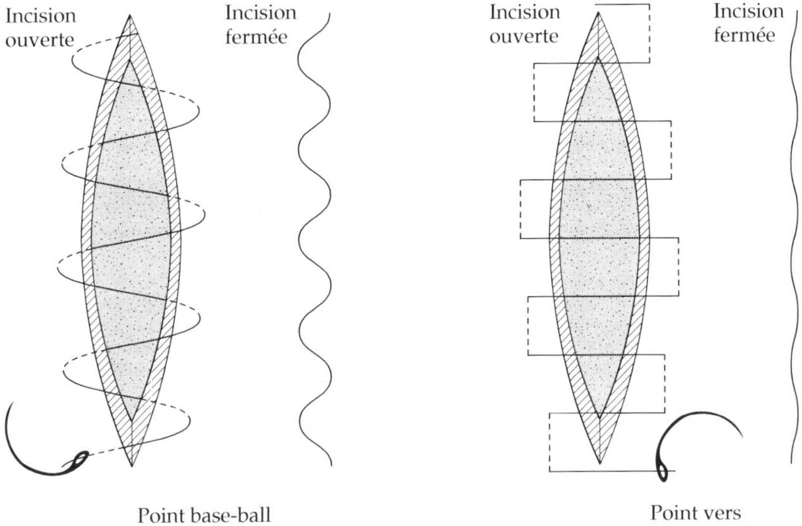

FIGURE 7.3
Point base-ball et point vers utilisés pour suturer les incisions

souillent le corps. De plus, il est possible que des liquides biologiques soient entrés en contact avec la dépouille pendant le traitement des cavités. Enfin, il est fréquent que des matières biologiques se soient écoulées des orifices naturels pendant la thanatopraxie. Pour toutes ces raisons, on doit laver le défunt avec du savon germicide, tout comme au début de l'embaumement. Puisque la tâche première du thanatopracteur est de protéger les vivants contre les infections, la dernière asepsie assure une protection maximale. À cette étape-ci, les cheveux sont lavés avec un shampooing régulier du marché. Si les cheveux du défunt sont emmêlés, un revitalisant est employé après le shampooing pour faciliter le brossage. Une fois le lavage et le shampoing terminés, on rince la dépouille pour éliminer toute trace de savon. Enfin, on assèche le corps avec des serviettes de bain et on sèche les cheveux au séchoir.

OBTURATION DES ORIFICES

Le sujet étant propre, désinfecté et asséché, on peut prodiguer les soins aux orifices. Puisque les orifices naturels du corps sont susceptibles de causer des écoulements de liquides biologiques, ils doivent être obturés. Les orifices tels que l'anus et les parties génitales féminines sont bouchés avec du coton saturé de gelée de formaldéhyde. On insère le coton à l'aide d'une pince mousse de grande taille. Afin d'obtenir une protection optimale contre les écoulements au niveau des parties génitales, il est recommandé de mettre une couche pour adulte. En ce qui concerne les narines, seul du coton est employé, la gelée de formaldéhyde n'étant pas nécessaire. S'il est nécessaire de tailler les poils des narines du défunt, il est judicieux de le faire juste avant d'insérer le coton.

PANSEMENT DES PLAIES

Bien que les incisions soient scellées et suturées, il est nécessaire d'étendre un scellant liquide par dessus. Les scellants liquides ressemblent un peu à de la colle transparente, mais sont conçus expressément pour cet usage. Ils bouchent les fissures et les pores de peau, ce qui protège davantage contre les écoulements éventuels. Lorsque le scellant est appliqué, on place une bande de coton sur les incisions pour éviter que la colle ne tache les vêtements. Quand les incisions sont adéquatement traitées, les plaies telles que les plaies de lit doivent recevoir des soins particuliers.

Si les plaies et les endroits qui n'ont pas reçu suffisamment de fluide artériel ont reçu des injections hypodermiques ou des applications de surface après l'injection artérielle, il est parfois nécessaire de faire des pansements permanents qui assureront une conservation plus efficace de ces régions. Il existe plusieurs façons de faire des pansements permanents. L'une d'entre elles consiste à enduire la plaie de gelée de formaldéhyde et d'appliquer du coton par dessus. On enveloppe ensuite la partie du corps qui a été traitée dans un vêtement

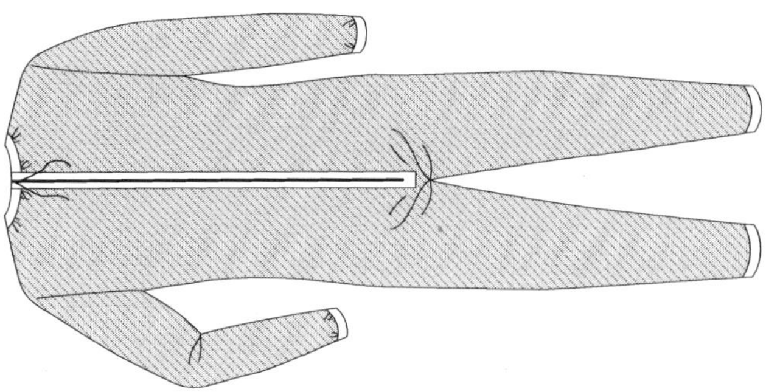

FIGURE 7.4
Combinaison imperméable. Divers vêtements de plastique protègent contre les écoulements et les odeurs, et assurent une meilleure efficacité des fluides de conservation.

spécial de plastique imperméable (figure 7.4). Par exemple, si on a dû appliquer des traitements de surface sur un pied, on met au défunt un bas de plastique. Les vêtements imperméables servent à protéger contre les écoulements, à prévenir les odeurs et à assurer une meilleure préservation. Puisque les produits utilisés pour faire les pansements sont volatils, le plastique les empêche de s'évaporer, ce qui augmente leur efficacité.

COLLAGE DES LÈVRES ET DES PAUPIÈRES

Même si au début de la thanatopraxie les yeux et la bouche ont été fermés, il est tout de même nécessaire de les coller. Bien que les couvre-œil et les agrafes contribuent à maintenir les lèvres et les paupières fermées, il est essentiel d'utiliser un super adhésif pour compléter leur fermeture (figure 7.5). Tout d'abord, l'utilisation d'un super adhésif empêche les lèvres et les paupières de s'entrouvrir pendant l'exposition du sujet. De plus, le fait de coller les lèvres et les paupières permet de les placer parfaitement et définitivement. Pour coller les lèvres, il suffit de mettre un peu de super adhésif sur le bout d'une spatule et d'étendre délicatement la colle sur la face interne de la lèvre du haut, à l'endroit où la lèvre du bas viendra s'appuyer. Puis, on rapproche doucement la lèvre du bas, en prenant soin de la placer de manière à créer une expression paisible et naturelle. La même opération est répétée pour la fermeture des yeux. Cette fois, le super adhésif est étendu sur la bordure des paupières du haut. Les paupières

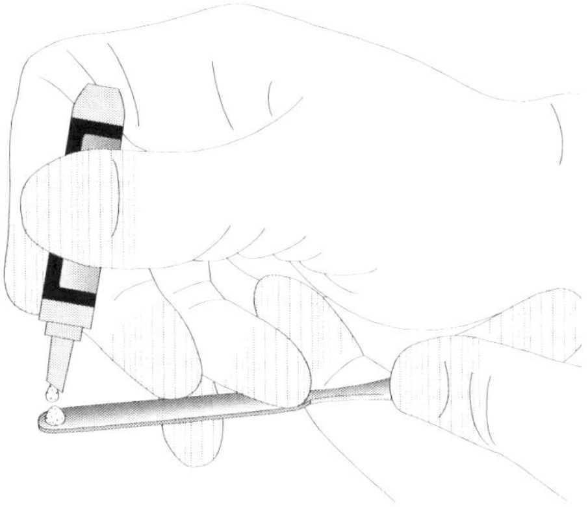

FIGURE 7.5
Spatule et super adhésif utilisés pour la fermeture définitive des paupières et des lèvres

du haut sont délicatement abaissées pour aller s'appuyer aux paupières du bas. Si le défunt présente des traces d'intraveineuses, comme celles que l'on retrouve au niveau des bras lorsqu'une personne a reçu des injections, on place alors une goutte de super adhésif sur la plaie afin de prévenir tout écoulement ultérieur.

HABILLAGE DU DÉFUNT

Il reste maintenant à habiller le défunt. Habituellement, le directeur de funérailles aura demandé aux proches du défunt de lui fournir tous les vêtements et sous-vêtements nécessaires pour vêtir convenablement le disparu et le présenter à son avantage. Le choix des vêtements avec lesquels on habillera la personne décédée devra tenir compte d'une multitude de facteurs. Par exemple, on essaie autant que possible de choisir des vêtements d'une couleur qui s'agencera avec harmonie avec la couleur de l'intérieur du cercueil. De plus, certaines conditions proscrivent l'usage de décolletés. Si une personne est obèse et qu'elle possède un cou volumineux, il est parfois préférable de lui faire porter un vêtement bien ajusté au cou qui atténuera cette caractéristique physique. De même, si le défunt a reçu des injections intraveineuses multiples avant sa mort et que ses bras présentent de nombreuses ecchymoses, il est judicieux de choisir un vêtement à manches longues.

On commence l'habillage de la personne décédée en lui mettant ses bas et ses sous-vêtements. Si la personne qu'on habille est une femme, on lui mettra son soutien-gorge. Il est parfois nécessaire de placer un peu de coton à l'intérieur de celui-ci pour redonner une forme aux seins. Bien qu'il soit naturel que la poitrine d'une femme s'affaisse lorsqu'elle est couchée sur le dos, il n'en demeure pas moins que les proches qui viendront lui rendre un dernier hommage sont accoutumés à la voir debout. Il faut donc redonner légèrement du volume à la poitrine pour compenser l'effet de la gravité. On enfile ensuite les pantalons ou la jupe.

Il arrive quelquefois qu'il soit nécessaire de découper le dos des vêtements du haut comme les chemises, vestons et chemisiers. Bien qu'à première vue cette pratique puisse sembler quelque peu bizarre, une foule de raisons pratiques la justifient. Tout d'abord, il est fréquent que les vêtements du défunt soient trop petits. Par exemple, si le défunt porte une chemise dont le col est trop étroit, le fait de la couper permettra au thanatologue de l'utiliser quand même, ce qui évitera aux proches d'avoir à débourser de l'argent pour l'achat d'une chemise neuve. De plus, il faut savoir qu'il est très difficile de bien placer des vêtements qui n'auraient pas été coupés lorsque la personne décédée est couchée dans le cercueil. Le poids qu'exerce le défunt sur ses vêtements a tendance à créer des plis disgracieux qui sont difficiles à corriger. Tous ces problèmes sont éliminés lorsque les vêtements du haut sont coupés dans le sens de la longueur.

Si on doit mettre une cravate au défunt, c'est à ce moment-ci qu'on le fera. Si au contraire il est nécessaire de placer un foulard, il est préférable d'attendre que le sujet soit déposé dans le cercueil. Ces articles ont tendance à se déplacer lorsqu'on bouge le corps. Cette règle s'applique également aux bijoux, aux lunettes et aux divers accessoires tels que les chapelets.

MAQUILLAGE

Une fois que la personne décédée est habillée, l'étape suivante consiste à appliquer les différents cosmétiques devant servir au maquillage. On doit ensuite coiffer le défunt. Dans plusieurs salons mortuaires, on a recours aux services d'un professionnel de la coiffure pour coiffer les femmes. En effet, les coiffures des femmes sont habituellement plus complexes que celles des hommes et la reproduction la plus exacte possible de la coiffure que portait la défunte de son vivant joue un rôle important dans l'apparence. Lorsque le défunt est coiffé et maquillé, il ne reste plus qu'à le déposer dans le cercueil que sa famille a choisi.

À la fin de la thanatopraxie, le laboratoire est nettoyé et désinfecté. Toutes les surfaces de travail doivent être minutieusement lavées. Les instruments ayant servi au cours du traitement sont nettoyés puis placés dans un bac contenant une solution qui les stérilisera.

LA RESTAURATION 8

La restauration se définit généralement comme une activité permettant de donner une nouvelle vigueur, une nouvelle existence à un objet, qu'il s'agisse d'une œuvre artisanale, artistique, architecturale ou de tout autre objet. Bien que cette définition s'applique partiellement à l'art que pratique le thanatopracteur, une définition plus juste est nécessaire. En thanatopraxie, la restauration est l'ensemble des techniques, des procédés et des interventions qui visent à redonner au défunt son apparence naturelle. C'est donc un terme général qui regroupe une multitude d'opérations, allant du simple maquillage jusqu'aux chirurgies les plus complexes.

Bien entendu, tous les défunts qui sont exposés reçoivent des traitements de restauration de base, ne serait-ce qu'une application de cosmétiques et une mise en plis, comme en fait foi la procédure de préparation finale exposée au chapitre précédent. Cependant, il arrive que certaines conditions causées par des maladies ou par des traumatismes obligent le thanatopracteur à des interventions plus radicales qui mettent à l'épreuve son savoir-faire. On traite donc ici du maquillage de façon plus poussée et de techniques de restauration appliquées à certaines conditions fréquemment rencontrées dans la pratique.

TECHNIQUES DE MAQUILLAGE

L'application de cosmétiques est la forme de restauration la plus commune, puisque tous les sujets doivent invariablement être maquillés. Bien que les fluides qui ont servi à l'injection artérielle contiennent des colorants qui contribuent à redonner à la peau sa coloration naturelle, le teint d'une personne embaumée diffère toujours de celui d'une personne vivante. Étant donné

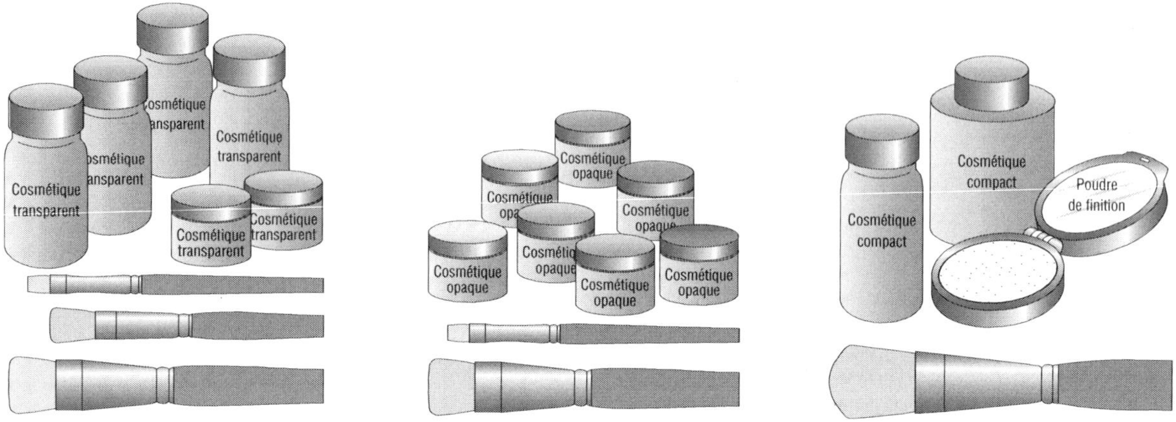

Ensemble de cosmétiques transparents — Ensemble de cosmétiques opaques — Poudres de finition et rouges compacts

FIGURE 8.1
Ensemble de pinceaux pour appliquer les diverses poudres et crèmes cosmétiques

l'absence de circulation sanguine, les rougeurs caractéristiques du visage disparaissent. De plus, les fluides artériels ont quelquefois tendance à blanchir quelque peu la peau de la personne décédée. Il est donc impératif d'appliquer des cosmétiques pour pallier cette lividité et recréer une illusion de vitalité. Évidemment, puisque l'objectif du thanatopracteur est de recréer l'apparence naturelle du défunt, il faut toujours faire en sorte d'appliquer le moins de maquillage possible dans la recherche de ce résultat.

Maquillage de base

Avant même d'appliquer les cosmétiques, il est nécessaire d'hydrater la peau en appliquant une mince couche de crème à massage sur le visage et les mains. La crème à massage aide à prévenir la déshydratation en plus de faciliter l'application du fond de teint. Le maquillage est toujours plus transparent et plus uniforme lorsqu'il est appliqué sur une peau légèrement grasse.

De façon générale, on peut dire qu'il existe deux types de maquillage pour les défunts : le maquillage transparent et le maquillage opaque (figure 8.1). Le maquillage transparent ne fait que redonner une coloration à la peau alors que le maquillage opaque rend invisible la peau qu'il recouvre. Lorsque le défunt ne présente pas de décolorations particulières comme des ecchymoses ou une jaunisse, on doit toujours utiliser les cosmétiques transparents. Ceux-ci produisent des résultats plus naturels que les cosmétiques opaques. Par exemple, les grains de beauté demeurent visibles après l'application d'un fond de teint transparent, alors qu'ils disparaissent sous une base opaque.

Les fonds de teint opaques sont généralement vendus sous forme de pâte solide et sont manufacturés expressément pour un usage funéraire (figure 8.1). Quant aux fonds de teint transparents, ils sont la plupart du temps liquides. Bien qu'il soit possible d'utiliser les fonds de teint vendus sur le marché, il est généralement préférable d'utiliser les produits vendus par les fournisseurs de produits mortuaires. Les produits spécialisés donnent habituellement de meilleurs résultats, puisqu'ils sont conçus spécialement pour être appliqués sur les défunts.

Après avoir hydraté la peau du défunt avec une crème à massage, on applique le fond de teint sur le visage et les mains. Si le sujet présente une peau normale, c'est-à-dire sans décoloration ou mutilation à camoufler, on utilise le maquillage transparent. Les fonds de teint sont disponibles en plusieurs tons et il est primordial de bien sélectionner la teinte qui convient le mieux.

Pour faire un choix judicieux, on observe la photographie du disparu et on essaie de choisir le fond de teint qui reproduira de façon exacte la couleur naturelle de sa peau. Parfois, il est même nécessaire de combiner deux bases de teintes différentes pour obtenir la couleur désirée. Il va de soi qu'il faut être prudent et faire preuve de jugement lorsqu'on observe la photographie. Si la photo a été prise en été et que le défunt a une peau foncée, il est probable que son teint est plus pâle pendant la saison froide.

De façon générale, la couleur du fond de teint ne devrait pas contraster avec la couleur de la peau. Puisque les fluides de préservation font quelque peu blanchir la peau, il est parfois souhaitable que le cosmétique de base utilisé soit légèrement plus foncé que le teint du défunt après l'injection artérielle. Bien que la plupart des thanatopracteurs utilisent divers pinceaux pour appliquer les cosmétiques, certains l'appliquent avec une éponge ou avec leurs doigts.

Maquillage correctif

Le maquillage correctif consiste à rendre moins visibles des parties du visage qui sont disproportionnées ou, au contraire, à mettre en évidence certaines caractéristiques. Le thanatopracteur doit, par le maquillage correctif, attirer le regard vers les endroits qui avantagent le plus la personne disparue. Pour réaliser un maquillage correctif, on doit utiliser un fond de teint plus pâle et un autre plus foncé que celui qui a déjà été appliqué comme base et qui se rapproche du teint naturel du défunt. Le fond de teint foncé sert à donner une illusion de profondeur, on l'utilise pour créer de l'ombre et pour simuler une surface creuse. Au contraire, la couleur pâle donne l'illusion d'élever une surface et reflète la lumière.

Les correctifs à apporter diffèrent selon chaque cas. Prenons, par exemple, le cas d'une personne qui aurait un nez exagérément large. Ce trait physique est naturel, il ne faut donc pas chercher à l'éliminer complètement. Le maquillage correctif ne fera qu'amoindrir l'impression de largeur excessive en rendant le nez plus discret. Pour donner l'impression que le nez est légèrement aminci, on n'a qu'à appliquer du fond de teint plus foncé de chaque côté du nez. Puisque le maquillage plus foncé donne l'illusion de creuser la surface, le nez paraîtra ainsi plus étroit, sans rendre la personne décédée méconnaissable. De même, on peut utiliser le maquillage correctif pour camoufler un cou très volumineux. On n'a qu'à appliquer un peu de maquillage foncé sur le cou, ce qui le fera paraître moins proéminent. Les possibilités du maquillage correctif sont vastes ; les exemples qui précèdent ne servent qu'à en démontrer l'usage.

L'utilisation de maquillage plus pâle et plus foncé que le fond de teint appliqué au départ ne se limite pas au maquillage correctif. Lorsqu'un défunt est maquillé avec un fond de teint opaque, le visage donne l'impression d'être aplani. Comme le maquillage opaque cache complètement la peau qu'il recouvre, il en résulte une perte de son aspect tridimensionnel. Pour redonner au visage des volumes d'aspect naturel, il faut recréer les zones lumineuses et ombragées du visage. On applique un fond de teint pâle sur les endroits du visage qui reflètent habituellement la lumière, soit sur le front, l'arête du nez et les joues. Pour recréer l'aspect concave de certaines parties du visage, on applique du fond de teint plus foncé aux endroits appropriés, comme les tempes, les côtés du nez et sous les mâchoires. Bien que le fait de recréer les zones d'ombre et de lumière soit profitable sur un maquillage transparent, c'est lors de la réalisation d'un maquillage opaque que l'on peut en apprécier pleinement les bénéfices.

Le fond de teint permet de redonner une couleur naturelle, mais il ne reproduit cependant pas les rougeurs du visage et des mains. Il faut donc appliquer un cosmétique pour recréer une illusion de vitalité. Quand les zones d'ombre et de lumière ont été recréées, on doit alors appliquer un rouge sur les parties « chaudes » du visage. Ce sont les régions où l'on trouve normalement une rougeur causée par la circulation sanguine, soit le bout du menton, les jointures de la main, les joues et les oreilles. Plusieurs types de cosmétiques peuvent être utilisés pour rougir la peau. Certains thanatopracteurs appliquent un rouge à lèvres avec leurs doigts alors que d'autres préfèrent utiliser des poudres compactes avec une houppette. Il est important de choisir le rouge avec minutie. Plusieurs teintes sont disponibles et certaines ne conviennent pas à tout le monde. Avec les personnes qui ont naturellement le teint très rougeaud, il faut faire l'effort de recréer cet aspect sanguin en se guidant sur leur photographie.

Rouges à lèvres et finition

La dernière étape du maquillage consiste à appliquer du rouge à lèvres et de la poudre de finition. Lorsque la personne décédée est une femme, on peut utiliser des rouges ornementaux vendus sur le marché. L'idéal est de demander à la famille de la défunte de fournir les rouges à lèvres que celle-ci utilisait de son vivant. Évidemment, s'il n'est pas possible d'obtenir le cosmétique de la famille, il faudra choisir un rouge qui la mettra en valeur. Pour choisir le bon rouge à lèvres, on peut s'inspirer de la photographie fournie par la famille. Dans le cas où aucune photo n'est disponible, on doit alors sélectionner le rouge qui avantagera le plus la personne. Pour cela, il faut tenir compte de son teint, de la couleur des vêtements qu'elle portera pour l'exposition... mais aussi de ses goûts personnels. En effet, il est souvent utile de demander à la famille si la défunte avait l'habitude de porter ou non du rouge à lèvres. Lorsqu'on est en présence d'une femme qui ne se maquillait pas ou qu'il n'est pas possible de joindre la famille pour obtenir ce renseignement, la discrétion est de rigueur. On opte alors pour un rouge naturel et discret. Il serait impensable d'appliquer un rouge à lèvres tape-à-l'œil sur une femme qui ne se maquillait jamais. Cela dénaturerait son apparence et le souvenir que ses proches tiennent à conserver d'elle.

En ce qui concerne le rouge à lèvres pour homme, le problème est plus épineux que pour les femmes. Comme les hommes ne portent pas de rouge à lèvres, obtenir des résultats naturels à l'aide de cosmétiques exige beaucoup plus de compétence. Les cosmétiques du marché que l'on utilise pour maquiller les femmes sont tout à fait inappropriés pour maquiller les hommes. Il est impératif d'utiliser des rouges à lèvres spécifiquement conçus pour les hommes et vendus par les fournisseurs de produits funéraires.

Bien que le choix des teintes de rouge disponibles pour les hommes soit beaucoup plus restreint que celui des femmes, on doit quand même sélectionner avec précaution la teinte qu'on utilisera. Certains hommes ont des lèvres plus violacées que d'autres, il faudra donc tenir compte de ce facteur. Évidemment, le thanatopracteur observe minutieusement la photographie du défunt pour déterminer quel cosmétique conviendra le mieux. Enfin, le rouge à lèvres pour homme, tout comme le rouge pour femme, est toujours appliqué avec un pinceau à lèvres, car il est impossible d'appliquer le rouge de façon uniforme sur un défunt si on l'applique directement avec le tube. Les rouges vendus par les fournisseurs de produits funéraires sont toujours en pots, et non en tubes.

RECONSTRUCTION DE TISSUS AMAIGRIS

L'une des conditions les plus fréquemment rencontrées dans la pratique et qui requiert des traitements de restauration spéciaux est l'amaigrissement. Une perte de poids significative résulte souvent de longues maladies, et il est quelquefois indiqué de reconstruire les tissus amaigris. La technique de restauration vise donc à « engraisser » artificiellement le sujet amaigri. Avant d'appliquer les traitements de restauration, il importe de consulter les membres de la famille et de leur demander la permission. Surtout, il faut s'assurer que la maigreur n'est pas l'état naturel du défunt, mais le résultat d'une pathologie. Quoi qu'il en soit, certaines familles se sont habituées à l'état de maigreur du défunt et préfèrent qu'aucun changement ne soit apporté pour l'exposition. Au contraire, d'autres familles demandent que le défunt soit restauré de telle manière qu'il ressemble exactement à ce qu'il était avant d'être malade, et ce, d'autant plus que des membres de la famille n'ont pu côtoyer ou accompagner le défunt dans sa maladie. Le thanatopracteur doit donc discuter de la question avec la famille avant de modifier de façon majeure l'apparence du disparu et respecter ses souhaits.

Bien que l'on puisse penser que redonner du volume aux tissus amaigris soit une opération extrêmement compliquée et fastidieuse, il n'en est rien. En fait, ce type de reconstruction est à la fois le plus simple et celui qui donne les résultats les plus spectaculaires. Autre avantage majeur de cette technique : il n'est pas nécessaire de procéder à une dissection des chairs pour la pratiquer, puisque le seul instrument requis est une seringue hypodermique. Le traitement n'implique aucune mutilation.

Le principe de base de la reconstruction des tissus amaigris consiste à injecter un liquide régénérateur de tissus sous la peau du défunt (figure 8.2). Ces produits ont la propriété de se transformer en une gelée solide lorsqu'ils entrent en contact avec de l'eau. Comme nous le savons, le corps humain est constitué en grande partie d'eau. Lorsque le thanatopracteur injecte le liquide régénérateur de tissus sous la peau du défunt avec sa seringue, le produit réagit avec l'eau contenue dans les tissus du sujet et forme une matière solide mais malléable. Cette gelée a pour effet de redonner du volume aux parties amaigries, principalement des mains ou du visage. Avec une bonne connaissance des proportions normales du visage de la personne décédée et avec un peu de savoir-faire, le thanatopracteur peut facilement redonner à une

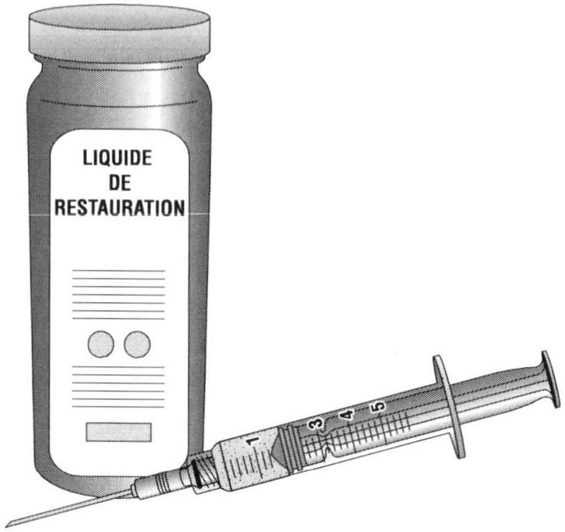

FIGURE 8.2
Seringue hypodermique et liquide de restauration pour les tissus amaigris

personne extrêmement amaigrie l'apparence qu'elle avait avant sa maladie. Il va sans dire que l'application de cette technique permet aux proches du défunt de le voir une dernière fois dans des conditions beaucoup moins pénibles. En leur permettant de conserver un meilleur souvenir, on facilite le processus du deuil.

La technique de restauration des tissus amaigris se pratique toujours après l'injection artérielle, préférablement avant la dernière asepsie. La première étape consiste à enduire le visage et les mains du défunt de crème à massage. Puisqu'il faut souvent faire des pressions sur la peau pendant que l'on injecte le liquide régénérateur de tissus, il est essentiel de la protéger contre les frictions.

Dès qu'on a observé le visage de la dépouille et déterminé quelles parties doivent être restaurées, on peut amorcer le traitement. On remplit la seringue de liquide de restauration et on commence par redonner du volume aux parties les plus hautes du visage telles que le front et les sourcils. On commence toujours par les parties supérieures pour ne pas risquer de perdre de vue les proportions normales du visage. On traite ensuite les parties inférieures du visage telles que les mâchoires ou le cou. Pratiquement toutes les structures du visage peuvent être engraissées ; il est cependant moins fréquent d'avoir à

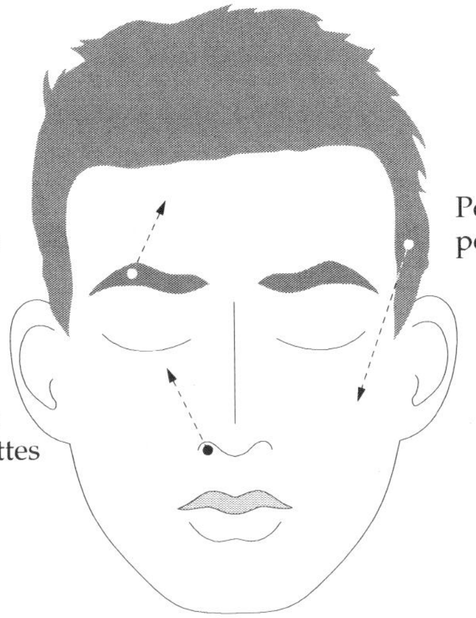

FIGURE 8.3
Points d'insertion de la seringue pour la restauration des tissus amaigris

restaurer un nez. On termine habituellement la procédure par le traitement des mains. Il faut dire que certains défunts ne présentent un amaigrissement important qu'au niveau du visage. Il n'est donc pas toujours nécessaire de restaurer les mains. Habituellement, le traitement des mains est plus rapide et beaucoup moins complexe que celui du visage.

Il est important de bien choisir les points d'insertion de l'aiguille en fonction de l'endroit que l'on désire restaurer. En général, les points d'insertion recommandés se situent dans des endroits discrets (figure 8.3).

Puisque l'aiguille laisse inévitablement une petite ouverture, il est important d'insérer cette dernière à partir d'un endroit où la trace pourra commodément être camouflée. Par exemple, si l'on désire augmenter le volume des tempes, on insérera l'aiguille un peu plus haut, à la racine des cheveux. De même, pour restaurer l'apparence du front, on peut utiliser les deux sourcils comme points d'insertion. Il est habituellement recommandé que le point d'insertion se situe, dans la mesure du possible, un peu plus haut que la région que l'on veut engraisser parce qu'en procédant de la sorte, on évite que le liquide régénérateur ne s'écoule de l'ouverture et ne tache la peau.

TRAITEMENT DES DÉCOLORATIONS

Le traitement des décolorations ainsi que leur camouflage à l'aide de cosmétiques spéciaux constituent une part importante du travail du thanatopracteur. On peut rencontrer plusieurs types de décoloration chez un défunt. Elles peuvent être causées par une maladie, une blessure ou par des changements post mortem (après la mort) telle la décomposition. Puisque les types de décoloration sont nombreux et qu'ils requièrent tous des traitements différents, on se limitera à décrire la façon de traiter la forme de décoloration la plus commune : l'ecchymose.

La plupart des gens aujourd'hui meurent à l'hôpital et y reçoivent de nombreuses injections intraveineuses. Ces injections brisent parfois des vaisseaux sanguins et produisent des ecchymoses. Beaucoup de défunts présentent ce genre de décoloration sur le dessus des mains. Il arrive également que des interventions chirurgicales ou des blessures soient la cause des ecchymoses. Toutes les ecchymoses situées sur les parties du corps qui seront exposées doivent être traitées et camouflées si l'on veut que le défunt ait une apparence convenable.

Le traitement des ecchymoses implique toujours trois phases : le blanchiment, la réduction et le camouflage.

Blanchiment

Les ecchymoses ont une couleur pourpre. C'est d'ailleurs pour cette raison qu'on les appelle communément des « bleus ». Bien que les cosmétiques opaques soient conçus pour camoufler les décolorations, il est cependant recommandé de blanchir les ecchymoses afin de les rendre plus faciles à camoufler. Il est impossible de faire disparaître complètement une ecchymose ; le traitement de blanchiment ne permet que de la faire pâlir. Pour blanchir une ecchymose, on utilise un produit spécial à base d'un composé chimique appelé phénol (figure 8.4). Le produit blanchissant est soit injecté sous la peau à l'endroit où l'on retrouve l'ecchymose, soit appliqué en compresse par-dessus la décoloration. Bien que les deux méthodes soient efficaces, l'injection du produit sous la peau a l'avantage de blanchir très rapidement. L'application du produit

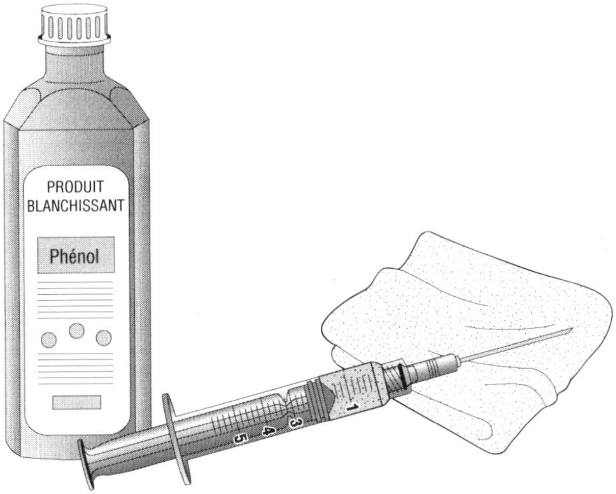

FIGURE 8.4
Seringue hypodermique et liquide de blanchiment pour les ecchymoses

blanchissant sous forme de compresse n'est efficace que si le pansement reste en place plusieurs heures. Les meilleurs résultats sont obtenus lorsque les deux méthodes sont appliquées simultanément pour traiter la décoloration.

Réduction de l'enflure

Il arrive souvent que les ecchymoses soient enflées. Il importe de réduire l'enflure si l'on espère arriver à de bons résultats. Cette étape du traitement de l'ecchymose est appelée réduction. En fait, les produits blanchissants injectés à l'étape précédente contribuent à réduire l'enflure, mais il faut habituellement effectuer une réduction supplémentaire.

Il existe plusieurs méthodes susceptibles de redonner aux tissus gonflés leur aspect original. L'une des méthodes les plus simples consiste à appliquer une pression manuelle sur la région enflée. On applique une compresse d'eau froide directement sur l'ecchymose tout en appuyant fortement. Cette méthode permet quelquefois de réduire quelque peu l'enflure. Cependant, lorsque l'application de compresse d'eau froide s'avère infructueuse, on doit faire appel à des techniques plus performantes.

L'une de ces techniques donne des résultats étonnants ; il s'agit de la réduction à l'aide d'une spatule chauffante (figure 8.5). La spatule chauffante est un petit instrument pouvant ressembler un peu à un fer à souder. À une de ses extrémités est vissée une spatule spécialement conçue pour traiter les tissus enflés. Lorsque la spatule chauffante est branchée, on la laisse chauffer quelques minutes, puis elle est prête à être utilisée. Pour réduire la région enflée, il suffit d'enduire la surface de la peau d'une généreuse couche de crème à massage et d'appliquer une légère pression sur toute la surface enflée avec le bout de la spatule. La crème à massage sert à protéger la peau pendant l'opération.

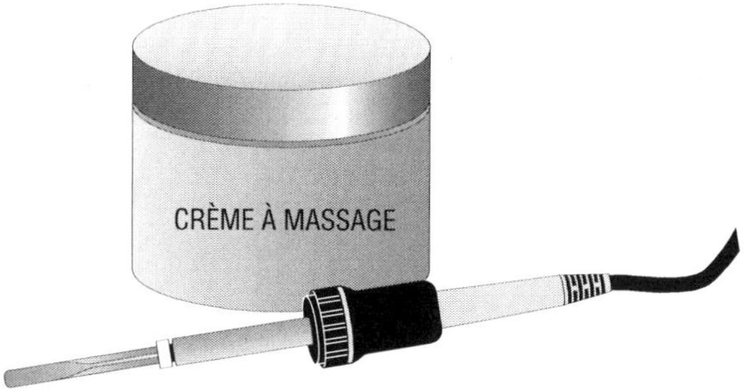

FIGURE 8.5
Spatule chauffante et crème à massage pour la réduction de l'enflure des ecchymoses

Camouflage

Quand l'ecchymose est convenablement réduite, on doit la camoufler à l'aide de cosmétiques spéciaux. Avant d'y appliquer quelque cosmétique que ce soit, on doit auparavant nettoyer la surface de la peau avec un solvant afin d'enlever toute trace de crème à massage. Si une peau bien hydratée est idéale pour appliquer un maquillage transparent, il n'en n'est pas ainsi lorsqu'on doit utiliser des cosmétiques opaques. Ce type de cosmétique doit être appliqué sur une surface sèche pour pouvoir cacher convenablement une décoloration.

Le premier cosmétique qu'on applique sur la décoloration est un fond de teint en aérosol (figure 8.6). Les fonds de teint de ce type sont habituellement de couleur chair et sèchent rapidement. Tout en cachant la couleur bleutée de l'ecchymose, ils créent une base idéale pour l'application du fond de teint opaque qui doit être utilisé ultérieurement. En effet, les fonds de teint en aérosol ne sont pas conçus pour être utilisés comme cosmétiques de finition. Aussi faut-il toujours appliquer un fond de teint opaque par-dessus dès qu'ils ont séché. Comme lorsqu'on maquille avec un fond de teint transparent, il importe de bien choisir la teinte. Une fois que le fond de teint opaque a été étendu à l'aide d'un pinceau, on applique une poudre de finition sur la région traitée. Les fonds de teint opaques ont tendance à être plus reluisants que les maquillages liquides. L'application de poudre de riz rendra le maquillage plus mat.

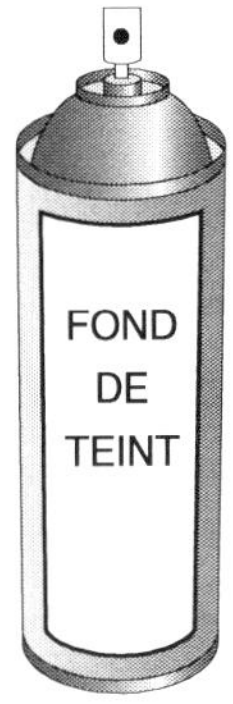

FIGURE 8.6
Fond de teint en aérosol pour camoufler les ecchymoses

TECHNIQUES DE RÉDUCTION

S'il est relativement aisé de redonner une apparence normale à un défunt qui a maigri, il en va tout autrement pour les sujets qui présentent le problème opposé : l'enflure. Réduire l'enflure d'un sujet gravement atteint est généralement considéré comme le problème le plus difficile à résoudre pour le thanatopracteur ; cela représente souvent une tâche difficile, voire titanesque. Par ailleurs, on rencontre de plus en plus souvent de cas d'enflure sous toutes ses formes. Il ne s'agit plus d'improviser à l'occasion une stratégie de traitement adaptée à un sujet, en se consolant à la pensée qu'on ne rencontrera pas de cas similaire avant longtemps. L'enflure fait dorénavant partie du paysage quotidien du thanatopracteur. Il est donc nécessaire de développer un savoir-faire quant au traitement de ce genre de cas. En fonction du type d'enflure que la personne décédée présente, le thanatopracteur appliquera la ou les techniques de réduction offrant les meilleures chances de succès.

Les causes de l'enflure sont multiples. La décomposition, les maladies et les traumatismes peuvent tous provoquer un œdème des tissus. Il arrive également que certains médicaments de même que certaines interventions chirurgicales provoquent cette condition. Par exemple, les défunts qui ont reçu des doses de cortisone ou qui ont subi une intervention au niveau de l'aorte sont souvent très gonflés. Ces divers types d'enflure nécessitent des interventions différentes. Par exemple, l'enflure causée par l'œdème est très différente de celle causée par

l'usage de la cortisone. Il ne faudrait toutefois pas conclure qu'à ce jour, il n'existe aucune technique de réduction de l'enflure. Bien au contraire, des années de recherches et de pratique ont fait émerger des produits efficaces et de nouvelles techniques pour combattre efficacement cette condition. Les techniques connues sont assez nombreuses et certaines sont passablement efficaces. Parmi elles, mentionnons celle qui consiste à augmenter la pression osmotique de la solution artérielle afin de diminuer l'enflure causée par l'œdème. Par contre, pour ce qui est de l'enflure causée par d'autres causes que l'œdème, les techniques deviennent beaucoup moins efficaces. C'est pourquoi nous proposons ci-après deux techniques qui peuvent aider dans deux cas courants où l'œdème n'est pas en cause : l'enflure du cou et une enflure extrême
.

Réduction de l'enflure du cou

Le type d'enflure que l'on retrouve le plus fréquemment est sans contredit le gonflement de la région du cou. Cette condition est provoquée par une accumulation de sang au niveau cervical lors d'une crise cardiaque. Puisque les maladies cardiaques sont la cause première de décès, ce type d'enflure est très fréquent. En fait, seules les personnes qui font un peu d'embonpoint ou qui sont obèses développeront une enflure au niveau du cou. Les défunts très maigres ne présentent pratiquement jamais cette condition après un infarctus.

Il existe plusieurs techniques permettant de réduire l'enflure de la région du cou. La plus simple consiste à appliquer une pression externe sur la région atteinte. Avec les deux mains, on presse fermement les tissus enflés du cou. On peut également appliquer des compresses d'eau froide sur la partie gonflée. Évidemment, ces dernières techniques ne donnent de bons résultats que lorsque l'enflure est très légère. Quand on est en présence d'un cou gonflé à l'extrême, le recours à une technique plus drastique s'impose.

L'une des méthodes qui donnent les meilleurs résultats avec les enflures graves du cou est la technique du collet cervical (figure 8.7). Le collet cervical est un appareil qui consiste en un tube de caoutchouc flexible que l'on remplit

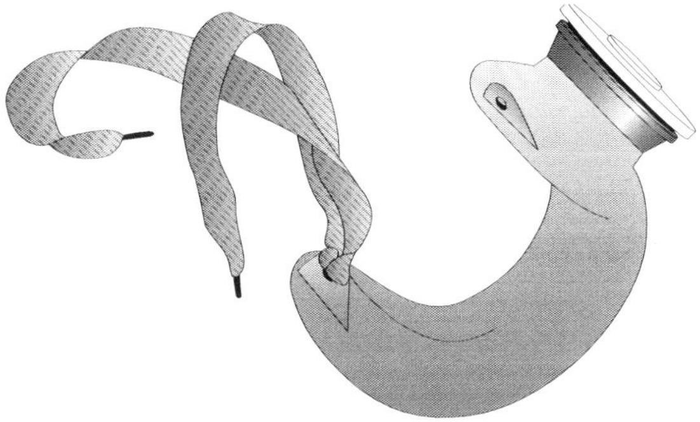

FIGURE 8.7
Collet cervical pour réduire l'enflure du cou

d'eau. Le collet est en forme de « U » et ses deux extrémités comportent des anneaux dans lesquels on enfilera un lacet pour attacher le collet au cou. Le collet est donc placé autour du cou et attaché derrière la nuque. Une fois attaché, il exerce une pression sur toute la région enflée. En fonction du degré de gonflement que présente le cou du défunt, on laisse le collet cervical en place plus ou moins longtemps. Généralement, on l'applique pour une durée variant entre une heure et quatre heures.

Il n'y a pas que la région cervicale qui peut être enflée. Les yeux, les tempes, les lèvres et les joues sont des endroits qui présentent parfois ce problème et le collet cervical n'est d'aucune utilité pour ces régions. On doit donc faire appel à d'autres techniques qui vont de la simple application de pression avec les mains aux chirurgies de réduction les plus complexes, telle la lipoaspiration. Ces chirurgies impliquent d'enlever des tissus sous la peau à l'aide d'instruments de dissection. Évidemment, on y a recours uniquement lorsqu'on est en présence de cas extrêmes et que toutes les autres méthodes ont échoué.

Lipoaspiration

Quand on est en présence d'un sujet enflé à un point tel qu'il est méconnaissable tellement ses traits sont déformés, le thanatopracteur doit employer des techniques drastiques s'il veut présenter le corps de manière à ce que la personne décédée soit reconnaissable. En général, ces cas d'enflure sont dus à des traitements ou à des maladies et non à de l'œdème, et font partie des enflures qui ne peuvent être diminuées de manière significative avec le seul emploi de produits spéciaux. La lipoaspiration est une technique efficace dans ces conditions, mais elle est même vivement déconseillée pour les cas d'œdème, en raison des risques d'écoulement qui pourraient en résulter.

Le principe de la lipoaspiration est en fait assez simple. Il s'agit simplement de diminuer la masse adipeuse d'un sujet en enlevant une partie plus ou moins importante de ses tissus graisseux en l'aspirant au moyen d'un trocart spécialement adapté. La chirurgie esthétique moderne emploie une technique similaire appelée liposuccion, de laquelle s'inspire fortement la version post mortem dont il est question ici.

La lipoaspiration est conçue pour permettre la réduction du visage, partie impossible à réduire au moyen d'un collet. La première étape de la lipoaspiration consiste à appliquer une couche de crème à massage sur toute la surface du visage du défunt afin de protéger la peau contre les frictions. On pratique ensuite deux incisions aux tempes, dans la zone chevelue, pour les rendre invisibles à la fin de l'intervention. Si le sujet est chauve, le thanatopracteur n'a alors d'autres choix que de camoufler les incisions à l'aide de cire plastique et de maquillage à la fin du traitement.

À l'aide d'un bistouri, on détache la peau des tissus sous-jacents de façon à permettre au trocart d'accéder à tout le côté du visage. D'autres incisions peuvent être pratiquées à d'autres endroits pour atteindre certains points précis du visage, mais elles doivent toujours être pratiquées de façon à être invisibles.

Le thanatopracteur raccorde un trocart sans pointe de très petite taille à un appareil de succion et l'insère ensuite dans une des incisions. Il commence alors à aspirer les tissus adipeux qui se trouvent sous la peau dans toute la région qui a été dégagée à l'aide du bistouri. En faisant faire des mouvements d'avant à arrière au trocart et en pressant les tissus avec sa main, le technicien réduit le degré d'enflure graduellement. On utilise toujours un trocart sans pointe pour éviter de transpercer la peau du visage et pour rendre l'opération sécuritaire, le professionnel devant faire des pressions sur les tissus en même temps qu'il manie le trocart. Comme pour tout travail de restauration, il est primordial de posséder une photographie récente du sujet avant d'entreprendre la technique. La photographie est l'outil indispensable pour atteindre des résultats de qualité.

Une fois l'opération terminée, le thanatopracteur doit injecter une petite quantité de pâte hydrofuge dans les incisions qui ont été pratiquées. La pâte hydrofuge remplit deux fonctions : elle prévient les écoulements et permet de corriger les irrégularités apparentes des tissus qui se créent parfois au cours de l'opération. Habituellement, il n'est pas nécessaire de suturer les incisions qui ont été faites. Il suffit d'employer un super adhésif pour refermer l'ouverture.

Il existe bien entendu d'autres méthodes de réduction chirurgicale des tissus. Cependant, la lipoaspiration est probablement le moyen le plus rapide et le plus efficace de réduire l'enflure de manière significative. Cette technique offre également l'avantage de demander peu d'incisions, ce qui n'est pas à dédaigner puisque toute intervention, incision ou dissection, nécessite par la suite un camouflage et un maquillage.

RESTAURATIONS AVEC CIRE PLASTIQUE

Les chirurgies avec cire plastique deviennent nécessaires lorsque les tissus des parties exposées du défunt sont endommagés au point qu'il est impossible d'arriver à des résultats acceptables en utilisant des cosmétiques opaques. Bien que les cas qui requièrent ce type de restauration soient moins fréquents, il n'en demeure pas moins qu'ils constituent une proportion extrêmement importante du travail du thanatopracteur. En effet, lorsque la surface de la peau est mutilée et irrégulière, seule une restauration à l'aide de cire offre des chances de succès.

La cire plastique est une matière malléable qui se situe entre la pâte à modeler et la cire conventionnelle. Elle est habituellement de couleur chair ou ivoire, bien que d'autres teintes soient disponibles. Pour la travailler, on utilise une panoplie d'instruments, principalement des spatules et des pinceaux (figure 8.8). Les cires plastiques peuvent être maquillées, tout comme la peau. Lorsque le thanatopracteur façonne la cire avec doigté et l'applique avec compétence, la cire ressemble à s'y méprendre à de la peau.

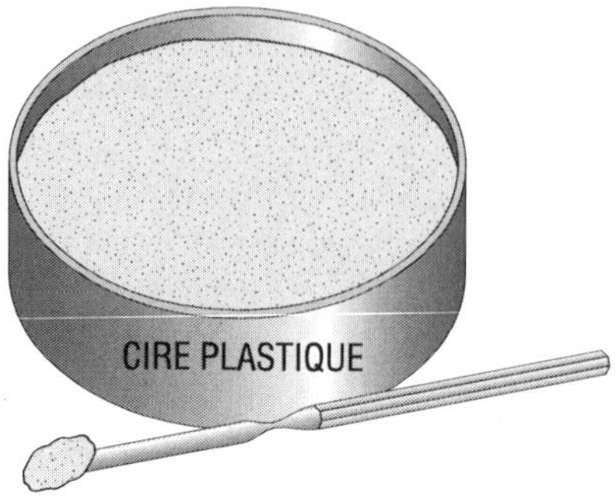

FIGURE 8.8
Cire plastique et spatule pour les chirurgies

Il est impossible d'énumérer tous les cas qui peuvent nécessiter une restauration avec de la cire. Pour donner quelques exemples, disons que les cas de traumatismes de personnes décédées à la suite d'un accident de la route ou des suites d'une blessure par arme à feu requièrent souvent ce genre d'intervention. De plus, certaines incisions pratiquées lors d'interventions chirurgicales précédant la mort doivent être camouflées avec de la cire si elles sont situées dans des régions qui seront exposées. Il arrive également que le défunt, à la suite d'un cancer par exemple, ait développé des tumeurs au niveau du visage. Puisque ces tumeurs interfèrent gravement avec une présentation soignée de la personne décédée, il est fréquent que la famille du disparu demande au thanatopracteur de les faire disparaître. Dans ce dernier cas, le professionnel devra procéder à l'ablation des tumeurs et faire une reconstruction des tissus avec de la cire plastique.

Pour donner une idée juste de ce que peut représenter une restauration avec cire plastique, imaginons un sujet qui présente une excroissance à la joue causée par un cancer. Étant donné que la tumeur est récente et qu'elle déforme les traits du sujet, la famille demande que l'excroissance soit enlevée. Évidemment, il est toujours hors de question de procéder à de telles interventions sans avoir reçu préalablement l'autorisation des proches. Voyons comment on procède à l'ablation de la tumeur, comment on prépare la plaie pour la restauration et, enfin, comment on travaille la cire pour recréer une surface d'apparence naturelle.

Pour enlever la tumeur, il suffit d'avoir un bistouri et une pince hémostatique (figure 8.9). On commence par inciser tout le contour de l'excroissance, en prenant bien soin d'enfoncer la lame suffisamment profondément pour pouvoir enlever la partie de la tumeur qui se trouve sous la peau. Avec la pince hémostatique, on agrippe ensuite l'excroissance à l'un de ses rebords, là où l'on vient d'inciser. Quand la pince hémostatique est solidement en place, on dissèque le dessous de la tumeur, tout en tirant doucement avec la pince hémostatique, ce qui permet de progressivement la détacher. Une fois que l'excroissance est enlevée, la plaie est un peu plus creuse que la surface de la peau. Cette profondeur de la plaie est souhaitable puisqu'elle permettra de créer une armature qui maintiendra la cire plastique en place.

Avant d'appliquer la cire, il est primordial de s'assurer que la surface est bien sèche, car la cire n'adhère pas sur les surfaces humides. Or la plaie laissée par l'ablation de la tumeur est vraisemblablement humide, il est même possible qu'il y ait eu des écoulements. Afin de sécher rapidement la plaie, on doit y placer un pansement saturé d'un liquide cautérisant. Les liquides de ce type contiennent souvent du phénol et leur action chimique puissante assèche les tissus. Le

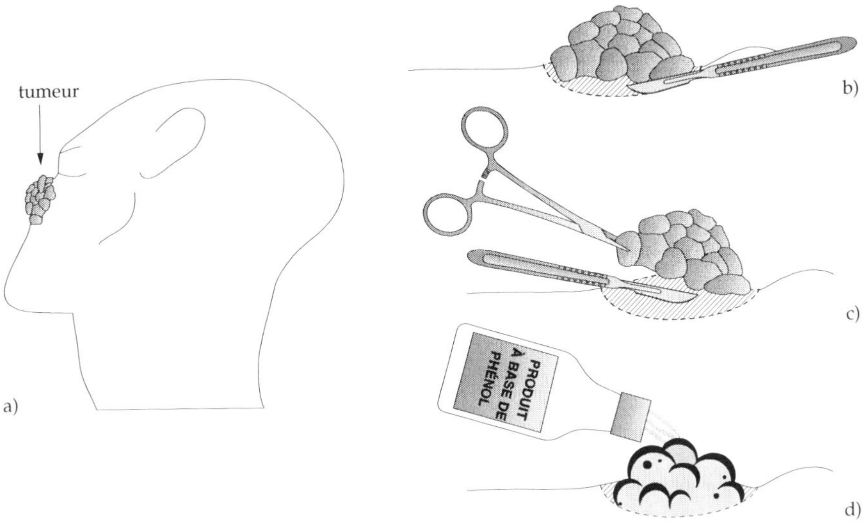

FIGURE 8.9
Ablation d'une tumeur

pansement doit être laissé en place plusieurs heures pour arriver à sécher complètement la plaie. S'il arrivait que le produit cautérisant n'arrivait pas à sécher la plaie convenablement, il faudrait alors employer la spatule chauffante pour parvenir à ce but. La spatule chauffante doit alors être chauffée à son degré maximum et, sans appliquer de crème à massage, on doit littéralement brûler le fond de la plaie. Ce traitement radical est utile lorsque des tissus très humides résistent à l'action desséchante du phénol.

Une fois la plaie bien asséchée, on prépare une armature qui maintiendra la cire en place (figure 8.10). Pour préparer cette armature, on a besoin d'une petite aiguille et d'une fine ligature. On enfile d'abord la ligature dans l'aiguille, puis on pique l'aiguille dans un des rebords de la plaie et on amène l'aiguille vers le rebord opposé. On enfonce ensuite l'aiguille à travers ce rebord pour amener l'aiguille du côté opposé. On répète le procédé jusqu'à ce qu'on obtienne un treillis. Cette armature, en plus de maintenir la cire en place, sert également à empêcher les rebords des plaies de bouger.

Quand l'armature est en place, il ne reste qu'à appliquer la cire plastique et à la modeler. Avant d'appliquer la cire, on doit la rendre plus souple et malléable en la réchauffant et en la pétrissant dans la main à l'aide d'une spatule. Quand la cire est suffisamment pétrie, on l'étale dans toute la plaie. On doit remplir la plaie jusqu'à ce que la surface créée par la cire soit légèrement plus haute que la surface de la peau. Puis, à l'aide de la spatule, on sculpte la cire de façon à ce qu'elle épouse les formes des tissus environnants de manière à reproduire

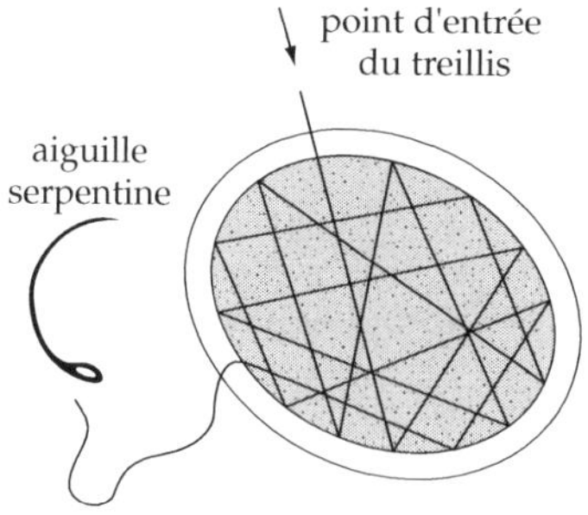

FIGURE 8.10
Armature destinée à recevoir la cire plastique

l'aspect normal du visage. Une fois que l'on a donné la forme désirée à la cire, on peut l'adoucir, c'est-à-dire éliminer les irrégularités qui se trouvent à sa surface. Pour adoucir la cire, on se sert habituellement des doigts. Puisque la cire est collante, on doit mouiller ses doigts ou les enduire de crème à massage avant de tenter de lisser la surface. On adoucit la cire jusqu'à ce que la surface soit bien lisse et que les crevasses et inégalités soient éliminées.

La cire adoucie forme une surface lisse et polie. Or, nous savons que la peau possède des pores et qu'elle n'est pas parfaitement lisse comme l'est la cire plastique. Si l'on veut que la surface que l'on vient de créer ressemble à de la peau, il faudra reproduire les pores. Pour ce faire, on pique légèrement la surface restaurée avec un pinceau spécial conçu pour cet usage. Quand les pores sont recréés, on peut alors maquiller la cire. Il faut bien entendu être très délicat pendant cette opération puisque la cire est fragile. De plus, il serait dommage de faire disparaître les pores qu'on a pris tant de soin à imiter. Pour cette raison, il est parfois préférable de réaliser le maquillage avant de recréer les pores de la peau. Le maquillage de la cire est très difficile. L'une des principales difficultés consiste à obtenir la même teinte de fond de teint sur la partie restaurée que sur le reste de la peau. Puisque la cire est une surface très différente de la peau, le fond de teint aura tendance à prendre sur la cire une couleur différente de celle qu'il prend sur la peau normale. Il faut donc ajuster la teinte du fond de teint destiné à recouvrir la cire en ajoutant un peu de fond de teint plus foncé ou plus pâle, selon le cas. Certains professionnels préfèrent mélanger la cire avec du fond de teint afin de réduire la difficulté que représente l'agencement de la teinte de la peau avec la cire. On termine la restauration en appliquant un peu de poudre de finition sur la cire maquillée.

LES CAS D'AUTOPSIE 9

Il arrive souvent que le public en général confonde autopsie et thanatopraxie. Bien des gens croient à tort que le travail de l'embaumeur consiste à pratiquer ce qui est en fait une autopsie. Maintenant que nous savons en quoi consistent exactement les étapes d'une thanatopraxie, nous pouvons aborder la question des autopsies. Bien qu'elles ne soient pas pratiquées dans les salons funéraires, les autopsies ont tout de même un impact significatif sur le travail du thanatopracteur. En effet, la façon d'embaumer un défunt qui a été autopsié est sensiblement différente de celle d'un corps non autopsié. Dans ce chapitre, nous expliquons en quoi consistent les autopsies, comment le thanatopracteur doit traiter ces cas particuliers, et dans quelles circonstances et par qui elles sont pratiquées.

AUTOPSIE MÉDICALE ET MÉDICO-LÉGALE

Il existe deux grands types d'autopsies : les autopsies médicales et les autopsies médico-légales. Pour le thanatopracteur, les deux types d'interventions sont semblables en ce qui a trait à leur apparence et aux problèmes qu'elles présentent. Cependant, le point de vue du thanatopracteur mis à part, l'autopsie médicale est très différente de l'autopsie médico-légale. Tout d'abord, l'autopsie médicale est pratiquée dans un hôpital, habituellement dans l'institution ou la personne est décédée. L'autopsie médico-légale est pratiquée au bureau du coroner, à la morgue. L'autopsie médicale est pratiquée par un pathologiste et ses assistants dans le but de découvrir la cause médicale du décès, d'en apprendre plus sur la maladie dont souffrait la personne afin de faire progresser les recherches scientifiques, ou encore découvrir des maladies héréditaires qui peuvent affecter la vie des enfants du disparu. L'autopsie médico-légale sert également à découvrir la cause exacte du décès. Cependant, elle vise surtout à déterminer si la cause du décès est naturelle ou si elle résulte d'un acte criminel. Elle permet entre autres de savoir si la personne était sous l'influence de stupéfiants au moment de son décès, ou encore si les plaies qu'elle présente ont été faites avant ou après la mort. Il est évident que l'autopsie médico-légale est une arme puissante sans laquelle les autorités judiciaires auraient bien du fil à retordre pour résoudre certains cas d'homicides nébuleux. Enfin, soulignons que, à cause de sa nature judiciaire, elle est pratiquée sur demande du coroner et que les membres de la famille ne peuvent s'opposer à ce qu'elle soit pratiquée. Au contraire, l'autorisation des proches est toujours requise lorsque le personnel médical d'un centre hospitalier désire pratiquer une autopsie sur un défunt aux fins de recherches.

AUTOPSIE TOTALE ET PARTIELLE

Dans la pratique, les formes d'autopsies que l'on rencontre le plus fréquemment sont l'autopsie du tronc et l'autopsie crânienne. Bien entendu, les pathologistes et les médecins légistes pratiquent parfois d'autres interventions telles que des prélèvements au niveau du dos. Cependant, ces types de prélèvement sont moins fréquents. Il arrive qu'un défunt n'ait subi qu'une autopsie partielle, c'est-à-dire que seuls la tête ou le tronc ont été examinés. Cependant, on peut affirmer que, la plupart du temps, la tête et le tronc ont été autopsiés.

Pour pratiquer l'autopsie du tronc, le pathologiste et son assistant pratiquent une incision en forme de Y (figure 9.1). Cette incision commence au milieu de l'os pubien et s'étend vers le haut jusqu'au sternum. Elle bifurque ensuite dans deux directions opposées, vers les épaules. Les rebords de l'incision sont ensuite disséqués pour permettre l'accès à la cage thoracique, à l'abdomen et à la cavité pelvienne. À l'aide d'une scie spéciale, la partie supérieure de la cage thoracique est découpée et enlevée, ce qui permet d'atteindre les viscères. Habituellement, le pathologiste enlève tous les organes des cavités pelvienne, abdominale et thoracique. Divers prélèvements et examens sont effectués sur ces organes afin de déterminer la cause du décès. Quand l'autopsie du tronc est terminée, les organes n'ayant pas été conservés aux fins d'analyse sont placés dans un sac de

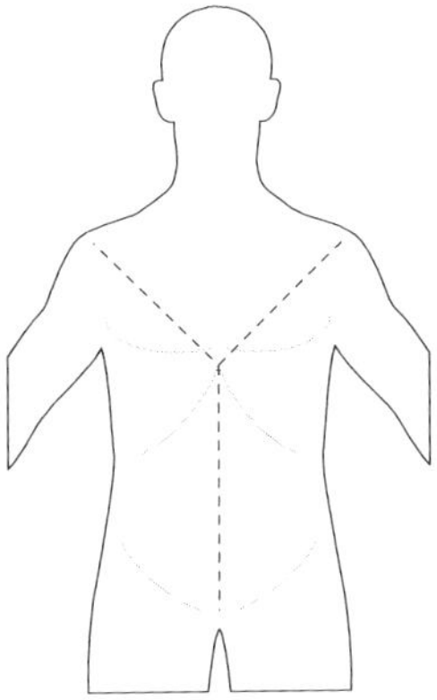

FIGURE 9.1
Incision en Y pratiquée pour atteindre les organes du tronc

plastique et replacés dans le tronc désormais vide. On place ensuite par-dessus le sac contenant les viscères la partie supérieure du thorax qui avait été enlevée. L'incision en Y est ensuite sommairement suturée pour éviter les écoulements.

Quant à l'autopsie crânienne, l'incision est pratiquée derrière la tête, d'une oreille à l'autre (figure 9.2). Le cuir chevelu est ensuite détaché de l'os crânien pour permettre d'exposer la surface osseuse de la tête. Toute la partie du dessus du crâne, que l'on appelle la calotte, est découpée à l'aide d'une scie spéciale et enlevée. Le cerveau est prélevé pour être examiné par le pathologiste ou le

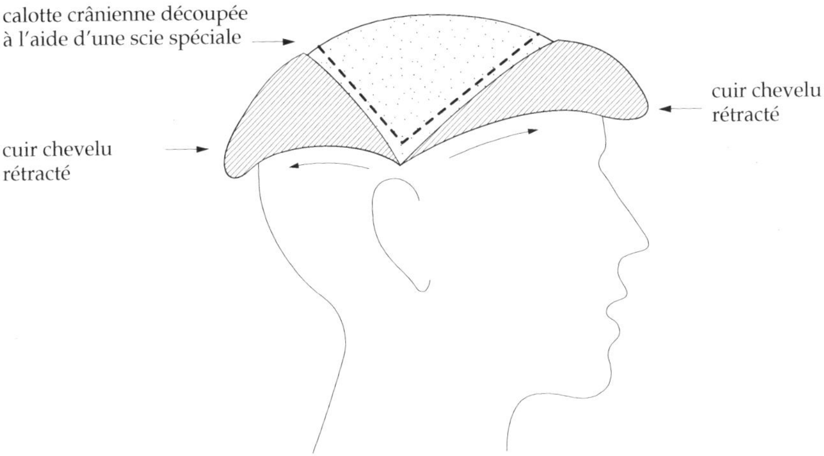

FIGURE 9.2
Autopsie de la tête. Le cuir chevelu est rétracté afin de permettre l'accès à la calotte crânienne et au cerveau.

coroner. L'intérieur de la cavité crânienne est ensuite rempli de matériel absorbant afin d'éviter les écoulements. La calotte crânienne est ensuite remise en place et l'incision du cuir chevelu suturé. Bien entendu, cette description de l'autopsie est grandement simplifiée. Dans les faits cependant, l'autopsie est une intervention beaucoup plus complexe et on aurait pu sans peine écrire un volume entier sur le sujet.

THANATOPRAXIE D'UN AUTOPSIÉ

Rappelons que l'embaumement d'une personne qui a subi une autopsie est assez différent de celui d'un défunt non autopsié. La préparation initiale précédant l'injection est assez semblable. On procède à la désinfection, au bris de la rigidité cadavérique et à la fermeture de la bouche et des yeux de la même façon. Cependant, il est important de défaire les sutures qui ont été faites par le pathologiste à la tête et au tronc. En ce qui concerne le tronc, le sac contenant les viscères doit être enlevé et placé dans un bac prévu à cet effet. S'il y a du sang à l'intérieur des cavités du tronc et de la tête, il doit être épongé. Il faut ensuite pulvériser l'intérieur des cavités de désinfectant mortuaire afin de réduire la quantité de bactéries qui s'y trouvent. Le fait de procéder à une telle désinfection aide également à amoindrir les odeurs qui peuvent s'en dégager.

C'est dans l'injection artérielle du défunt que la façon de procéder change radicalement lorsque ce dernier a été autopsié. Puisque le cerveau et tous les organes du tronc ont été enlevés, tout le circuit artériel et veineux est sectionné. Il n'est donc plus possible d'injecter le défunt à partir d'une artère et de drainer le sang à partir d'une seule veine. La seule alternative possible consiste donc à injecter et à drainer chaque membre du corps séparément. Il n'est pas nécessaire habituellement de pratiquer des incisions supplémentaires pour atteindre les différents vaisseaux sanguins dont on a besoin pour procéder à l'injection. Les vaisseaux nécessaires pour l'injection artérielle peuvent être prélevés à l'intérieur des cavités du tronc, à condition bien entendu que le personnel qui a procédé à l'autopsie ne les ait pas sectionnés ou endommagés. Heureusement, la majorité des professionnels pratiquant des autopsies connaissent les sites d'injection qu'utilise le thanatopracteur et évitent donc de sectionner les vaisseaux importants. Les membres tels que les jambes et les bras sont donc injectés à partir de l'intérieur du tronc.

En ce qui concerne le drainage, on n'utilise pas de tube de drainage pour traiter les cas autopsiés. Les veines ayant été sectionnées lors de l'autopsie, le sang drainé s'accumule dans l'intérieur du tronc à mesure que l'injection artérielle progresse. La seule intervention nécessaire lors du drainage consiste à aspirer le sang qui se déverse dans le tronc à l'aide d'une canule d'aspiration pour les autopsies rattachée à l'hydroaspirateur (figure 9.3). L'injection artérielle se termine par le traitement de la tête. Chaque côté de la tête est donc injecté séparément, à partir des artères carotides que l'on prélève au niveau du cou. Puisque l'incision de l'autopsie expose la base du cou, il n'est donc pas nécessaire de pratiquer des incisions supplémentaires.

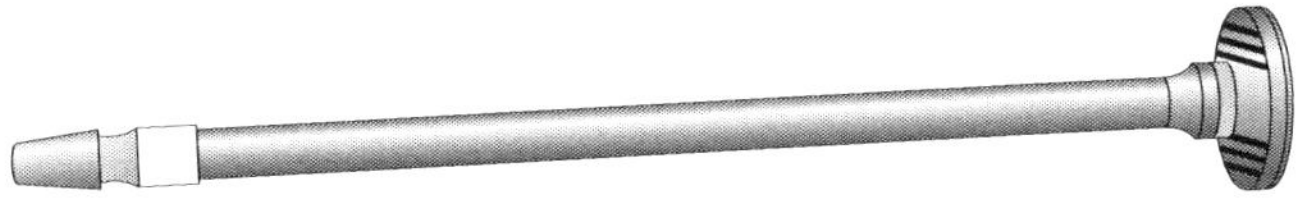

FIGURE 9.3
Canule d'aspiration pour les autopsies

Puisque le cerveau a été enlevé de la tête lors de l'autopsie, des artères importantes ont été sectionnées. Il faudra donc faire l'hémostasie sur certains vaisseaux à l'intérieur du crâne afin d'empêcher les écoulements de fluide qui nuiraient à l'injection. Faire l'hémostasie d'un vaisseau consiste simplement à le clamper avec une pince hémostatique (figure 9.4).

Lorsque l'injection artérielle est terminée, il est nécessaire de traiter les endroits qui n'ont pas reçu de fluide. Bien que les membres du corps aient été injectés séparément, les flancs, le dos et tout l'intérieur des parois du tronc ont reçu peu ou pas de fluide. Étant donné que tout le contenu du tronc a été enlevé lors de l'autopsie, ces endroits ne sont plus irrigués par le système artériel, qui a lui aussi été sectionné. Ces régions doivent donc être traitées afin de prévenir la décomposition.

Il est habituellement préférable de préserver les endroits qui n'ont pas reçu de fluide artériel en utilisant la technique de l'injection hypodermique. Cette

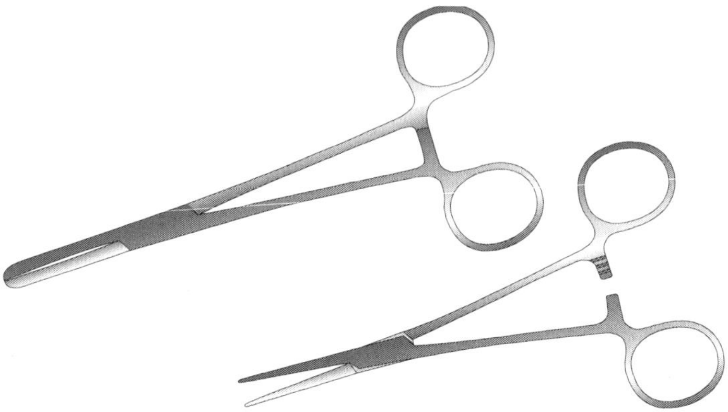

FIGURE 9.4
Pinces hémostatiques utilisées pour clamper les vaisseaux du crâne

méthode, qui consiste à injecter du fluide concentré directement dans les tissus à l'aide d'un trocart à contrôle de débit, donne habituellement de très bons résultats. Une fois le sujet adéquatement préservé, on aspire et éponge tout liquide qui se trouve dans les cavités du tronc. On applique ensuite une couche de gelée de formaldéhyde sur toute la surface des parois internes des cavités du tronc pour assurer une meilleure préservation. Afin d'absorber l'humidité et tout écoulement qui pourrait se produire, on saupoudre une poudre absorbante à l'intérieur du tronc. Cette poudre, communément appelée « *compound* », est spécialement conçue pour assécher et préserver l'intérieur du corps lors du traitement des autopsies.

Quand la paroi interne du tronc est bien recouverte de poudre absorbante, il est temps de traiter les viscères qui ont été retirés du tronc et placés dans un bac au début de la thanatopraxie. Bien que les viscères aient été placés dans un sac de plastique par ceux qui ont pratiqué l'autopsie, il est recommandé de placer ce sac dans un autre sac, par mesure de sécurité. Il faut ensuite ouvrir le sac et inciser les intestins afin de permettre aux gaz qu'ils contiennent de s'échapper. On verse ensuite un minimum de deux bouteilles de fluide à cavités par-dessus les viscères, ce qui inhibe la décomposition. Le sac est replacé à l'intérieur du tronc et fermé hermétiquement. La partie de la cage thoracique qui a été enlevée par le pathologiste afin de pouvoir atteindre les organes du thorax est enduite de gelée de formaldéhyde et de poudre avant d'être remise en place. Il ne reste alors qu'à suturer l'incision en forme de Y.

On passe ensuite à la préparation de la tête. La première étape consiste à éponger le sang et les fluides qui se sont accumulés à l'intérieur du crâne. Il faut ensuite détacher la dure-mère de l'os crânien et l'enlever complètement. La dure-mère est un tissu mince qui tapisse tout l'intérieur de la cavité crânienne. Pour la détacher de l'os, il suffit de pincer fermement le tissu à l'aide d'une pince hémostatique et de tirer doucement. La raison pour laquelle on doit absolument enlever ce tissu est qu'il est irrigué par une foule de petits vaisseaux sanguins. Ces vaisseaux peuvent contenir du sang ou du fluide après l'injection artérielle, et donc causer des écoulements au niveau de la tête. Puisque la tête est une partie du corps qui sera exposée, il est donc impératif de prendre toutes les précautions possibles pour éviter les écoulements. Un écoulement au niveau de la tête signifie souvent un oreiller de cercueil souillé, ce qui cause nécessairement un grand embarras pour les proches du disparu.

Quand la dure-mère a été enlevée de l'intérieur du crâne, on remplit la cavité crânienne de poudre absorbante, la même qui a été utilisée pour le tronc autopsié. La poudre protège contre les écoulements en absorbant tout liquide qui pourrait s'accumuler à l'intérieur de la tête. Il faut ensuite remettre en place la calotte crânienne, cette partie du crâne qui a été enlevée par le pathologiste afin de pouvoir prélever le cerveau. Bien entendu, il est nécessaire d'attacher solidement la calotte au reste de l'os crânien si l'on veut éviter que celle-ci ne se déplace une fois la préparation de la tête terminée. Pour ce faire, la méthode la plus facile consiste à utiliser des écrous crâniens spécialement conçus pour cet usage. Ces écrous sont faits de trois pièces : deux petits carrés de métal percés d'un trou au milieu et d'une vis réunissant les deux autres pièces (figure 9.5).

Pour attacher la calotte crânienne à sa base, il suffit de placer l'écrou entre la base du crâne et la calotte, un des carrés de métal à l'intérieur et l'autre à l'extérieur. En serrant la vis qui réunit les deux pièces carrées, celles-ci se rapprochent et agissent comme un étau qui maintiendra la calotte en place

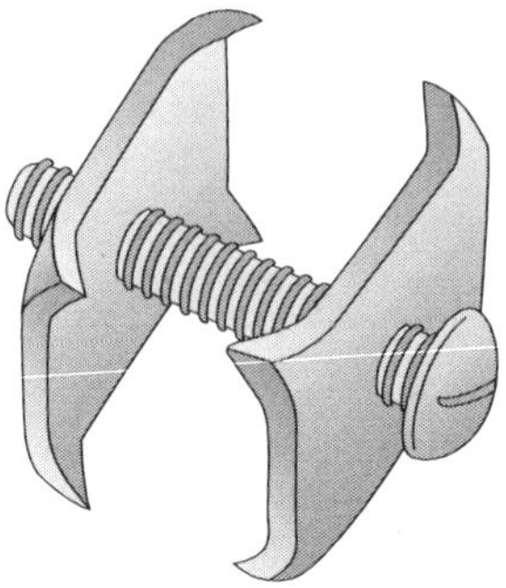
a) Écrous crâniens

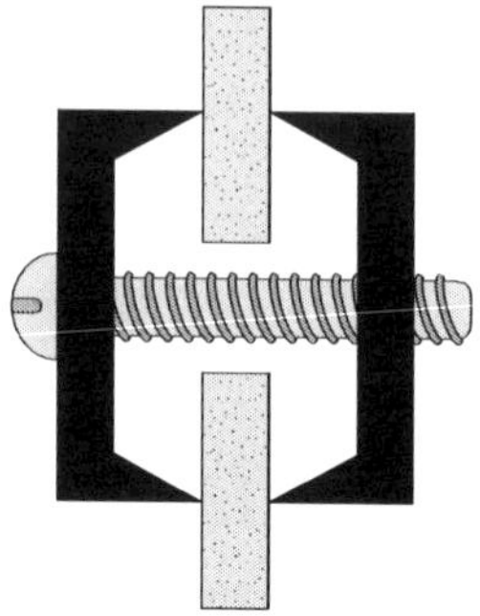
b) Étau formé par les écrous crâniens

FIGURE 9.5
Écrous crâniens servant à tenir en place la calotte crânienne enlevée durant l'autopsie

(figure 9.5b). Habituellement, deux écrous crâniens sont nécessaires, un du côté droit, et l'autre du côté gauche. Une fois la calotte crânienne solidement fixée, il ne reste plus qu'à boucher le joint entre la calotte et la base du crâne avec une pâte hydrofuge. La préparation de la tête se termine par la suture de l'incision qui a été pratiquée au niveau du cuir chevelu. Comme toutes les incisions qu'il faut suturer, on doit placer de la poudre scellante à l'intérieur de l'incision avant de la refermer.

La suite de la thanatopraxie d'une personne autopsiée est en tous points semblable à celle d'un défunt non autopsié. Le corps est lavé une deuxième fois, avec un peu plus de minutie qu'à l'habitude, puisque les sujets autopsiés sont habituellement plus souillés. Exception faite de l'incision qui a été suturée au niveau du cuir chevelu, on applique un produit scellant liquide sur les incisions de la même manière que s'il s'agissait d'un cas habituel. Tous les autres traitements exécutés lors de la préparation finale et de la restauration sont ensuite prodigués.

S'il est vrai que la pratique d'une autopsie sur un sujet n'empêche aucunement ce dernier d'être embaumé, il arrive parfois que cette pratique cause de sérieux problèmes au thanatopracteur. Bien que la plupart des professionnels qui pratiquent les autopsies soient au fait des conséquences de leur travail sur les résultats de la thanatopraxie, il arrive malheureusement que les techniques employées causent de grandes difficultés au thanatopracteur et nuisent à la qualité du résultat final. Par exemple, il arrive que des artères telles que les carotides aient été sectionnées ou endommagées au cours de l'autopsie. Si ces vaisseaux sont manquants ou tellement abîmés qu'ils sont devenus inutilisables, le thanatopracteur doit alors prélever d'autres vaisseaux souvent plus petits ou encore avoir recours à des méthodes alternatives de préservation telle que l'injection hypodermique. Il va de soi que, dans de telles circonstances, le résultat final de la thanatopraxie peut en souffrir. Un endroit qui n'a pas pu être injecté par la voie des artères est souvent moins bien préservé et présentera des décolorations bleutées s'il n'y a pas eu de drainage. Lorsque la situation se produit au niveau du visage, le thanatopracteur doit alors recourir à l'usage de maquillage opaque. Comme nous l'avons vu au chapitre de la restauration, le maquillage opaque produit un résultat beaucoup moins naturel que le maquillage transparent.

GLOSSAIRE

Aponévrose — Membrane blanche, résistante, formée de fibres conjonctives entrecroisées qui entoure l'ensemble formé par une artère, une veine et un nerf.

Asepsie — Terme employé par les thanatopracteurs pour désigner une désinfection.

Aspiration — Terme employé par les thanatopracteurs pour désigner le traitement de préservation par lequel ils aspirent le contenu des organes creux ou viscères.

Autopsie — Examen et ouverture d'un cadavre pour en étudier les lésions, effectuer des prélèvements et disséquer ses différents organes dans le but de confirmer un diagnostic médical et de trouver les causes de la mort.

Chambre mortuaire — Terme utilisé en France pour désigner un dépositoire ou une morgue situés dans un hôpital ou tout autre centre de soins ou maison de retraite. La chambre mortuaire peut recevoir des personnes décédées de maladies contagieuses.

Chambre funéraire — Terme utilisé en France pour désigner un lieu géré par une entreprise de pompes funèbres où sont hébergés les corps en attente d'une inhumation ou d'une incinération. Elles ne peuvent recevoir de personnes décédées de certaines maladies contagieuses. L'hébergement en chambre funéraire n'est pas obligatoire.

Dilution — Terme employé par les thanatopracteurs pour désigner l'étape du mélange des fluides artériels avec de l'eau.

Drainage — Processus par lequel le sang est évacué par une veine lors de l'injection artérielle. Les veines jugulaires et fémorales sont les plus fréquemment utilisées.

Embaumement — Synonyme de thanatopraxie (voir Thanatopraxie et aussi Soins de conservation).

Ethmoïde — Os du crâne séparant les fosses nasales et le cerveau, et dont les perforations livrent passage aux nerfs olfactifs.

Injection artérielle — Processus qui consiste à injecter des fluides contenant des produits chimiques aux propriétés préservatives dans le système artériel d'un cadavre.

Fixation — Méthode qui consiste à utiliser des fixateurs pour coaguler les protéines et conserver la structure d'un tissu ou d'un étalement bactérien. En thanatopraxie, la fixation désigne la réaction chimique entre les tissus et les préservatifs. On dit que les tissus sont « fixés » lorsqu'ils sont préservés. Ce terme est aussi employé pour désigner le raffermissement des tissus qui survient parfois après l'injection artérielle.

Fluides — Terme employé par les thanatopracteurs pour désigner les liquides préservatifs qu'ils utilisent.

Formaldéhyde — Aldéhyde contenant un seul carbone (CH_2O), incolore, dégageant une odeur âcre à la température ambiante. Ce composé est principalement utilisé comme désinfectant, agent de conservation et dans la synthèse d'autres composés et résines. Il est utilisé en thanatopraxie pour ses propriétés déshydratantes.

Injection artérielle — Processus qui consiste à injecter des fluides contenant des produits chimiques aux propriétés préservatives dans le système artériel d'un cadavre.

Humectant — Substance qui a la propriété d'empêcher l'évaporation excessive de l'eau dans les produits où elle est incorporée et qui aide à maintenir un certain degré d'humidité au niveau cutané par addition ou rétention. En thanatopraxie, les humectants forment une catégorie de fluides d'accompagnement ajoutés aux fluides artériels pour prévenir la déshydratation.

Hypostase — Phénomène par lequel le sang, lorsqu'il n'y a plus de circulation, gravite vers les parties déclives, soit les plus basses du corps.

Laboratoire — Endroit où on pratique la thanatopraxie.

Lipoaspiration — Méthode de traitement des tissus adipeux consistant à aspirer la graisse sous-cutanée à l'aide de canules reliées à un dispositif d'aspiration. En thanatopraxie, la lipoaspiration sert dans les cas d'enflements non œdémateux.

Lividité cadavérique — Synonyme de *livor mortis*. Décoloration bleu-gris ou violacée de la peau causée par la congestion passive des capillaires, qui apparaît sur les parties déclives d'un corps quelques heures après la mort.

Momie — Cadavre conservé par des procédés naturels ou artificiels de déshydratation, au moyen de matières balsamiques ou de l'embaumement.

Natron — Carbonate de sodium hydraté naturel.

Œdème — Infiltration séreuse excessive, indolore et sans rougeur des tissus conjonctifs sous-cutanés et sous-muqueux, dont l'étiologie peut être traumatique, chirurgicale, infectieuse ou métabolique et qui se traduit par une enflure des tissus.

***p*H** — Indice servant à exprimer le degré d'acidité ou d'alcalinité dans une matière. C'est le logarithme négatif de la concentration effective de l'ion hydrogène. Un *p*H est neutre à 7,0, acide à moins de 7,0 et alcalin à plus de 7,0.

Préservation — Phénomène consistant à ralentir ou empêcher la décomposition de la matière organique.

Post mortem — Locution latine signifiant « après la mort ».

Restauration — Ensemble des techniques, des procédés et des interventions qui visent à redonner au défunt son apparence naturelle. La restauration suit l'embaumement proprement dit, une fois que les tissus sont préservés.

Rigidité cadavérique — Ou *rigor mortis*. Dureté des masses musculaires qui apparaît dans les heures qui suivent la mort et peut durer de 24 à 48 heures.

Soins de conservation — Expression employée en France pour désigner la thanatopraxie. On rencontre aussi soins de thanatopraxie et soins somatiques. L'expression est souvent abrégée (soins).

Thanatopraxie — Ensemble des moyens techniques mis en oeuvre pour la conservation des corps. Une thanatopraxie comprend le nettoyage du défunt, l'injection de fluides de conservation, l'élimination des liquides et des gaz, la fermeture des incisions et l'asepsie finale.

Thanatopracteur — Professionnel pratiquant la thanatopraxie, appelé aussi embaumeur. Le thanatopracteur est à distinguer du directeur des funérailles ou de l'entrepreneur de pompes funèbres qui, selon les pays, peuvent être ou non thanatopracteur.

Viscères — Organes contenus dans les cavités du corps des régions thoracique, pelvienne, péritonéale ou abdominale. En thanatopraxie, les viscères sont ponctionnés au trocart et évacués de leur contenu par aspiration (voir aspiration).

Note — Les définitions s'appuient sur le Grand Larousse (GL), le Grand dictionnaire terminologique de l'Office de la langue française du Québec (GDT) et l'Association française d'information funéraire (AFIF).

BIBLIOGRAPHIE

DORN, James M. et Barbara M. HOPKINS. *Thanatochemistry : A Survey of General, Organic and Biochemistry for Funeral Service Professionals*, 3e édition, Prentice Hall, 2009, 368 pages.

GANNAL, Jean Nicolas. *History of Embalming and of Preparations in Anatomy, Pathology and Natural History : Including an Account of a New Process for Embalming*, traduit du français par R. Harlan, Judah Dobson, 1840, Hardpress, 2018, 280 pages.

MARIEB, Élaine N. et Guy LAURENDEAU. *Anatomie et physiologie humaines*, 6e édition, Éditions du Renouveau Pédagogique, Montréal, 2019, 1370 pages.

MAYER, Robert G. *Embalming : History, Theory and Practice*, Appleton & Lange, 5e édition, 2011, 752 pages.

MITFORD, Jessica. *The American way of death revisited*, A. Knopf, 2000, 320 pages.

SHERIDAN MAYER, J. *Color and Cosmetics : The Consummation of Restorative Art*, Professional Training schools, 1986, 431 pages.

SHERIDAN MAYER, J. *Restorative Art*, 2e édition, Professional Training Schools, 1980, 398 pages.

STRUB, Clarence G. et L. G. FREDERICK. *The Principles and Practice of Embalming*, Professional training schools, 5e édition, 1989, 487 pages.

VAN BECK, Todd W. *Winning Ways: The Funeral Profession's Guide to Human Relations*, Appleton & Lange, 1998, 208 pages.